《脊柱伤病1000个为什么》丛书 | 总主编 韦以宗

U0945147

第三分册

脊椎错位是百病之源 70个为什么

主 编 杨宗胜 郑黎光 陈世忠

中国中医药出版社
·北 京·

图书在版编目（CIP）数据

脊椎错位是百病之源 70 个为什么 / 杨宗胜，郑黎光，陈世忠主编 .—北京：中国中医药出版社，2019.6
（脊柱伤病 1000 个为什么）
ISBN 978 – 7 – 5132 – 5483 – 0

Ⅰ . ①脊…　Ⅱ . ①杨…②郑…③陈…　Ⅲ . ①脊柱损伤 – 防治 – 问题解答　Ⅳ . ① R683.2–44

中国版本图书馆 CIP 数据核字（2019）第 040577 号

中国中医药出版社出版

北京经济技术开发区科创十三街 31 号院二区 8 号楼
邮政编码　100176
传真　010-64405750
廊坊市晶艺印务有限公司印刷
各地新华书店经销

开本 880 × 1230　1/32　印张 4　字数 71 千字
2019 年 6 月第 1 版　　2019 年 6 月第 1 次印刷
书号　ISBN 978 – 7 – 5132 – 5483 – 0

定价　39.80 元
网址　www.cptcm.com

社 长 热 线　010–64405720
购 书 热 线　010–89535836
维 权 打 假　010–64405753

微信服务号　zgzyycbs
微商城网址　https://kdt.im/LIdUGr
官 方 微 博　http://e.weibo.com/cptcm
天猫旗舰店网址　https://zgzyycbs.tmall.com

如有印装质量问题请与本社出版部联系（010-64405510）

《脊柱伤病1000个为什么》丛书
编委会

总主编	韦以宗
第一分册主编	梁倩倩　李晨光
第二分册主编	安　平　谭树生　郭勇飞
第三分册主编	杨宗胜　郑黎光　陈世忠
第四分册主编	张盛强　关宏刚
第五分册主编	王秀光　王慧敏
第六分册主编	林远方　康　雄　林　峰
第七分册主编	张　琥　赵　帅
第八分册主编	韦春德　应有荣　王　刚
第九分册主编	梅　江　王云江　韦松德
第十分册主编	高　腾　陈剑俊　吴　宁
第十一分册主编	任　鸿　戴国文
第十二分册主编	田新宇　杨书生
第十三分册主编	王　松　张汉卿　张国仪
第十四分册主编	陈文治　吴树旭
第十五分册主编	潘东华　林廷文
学术秘书	王秀光（兼）　杨淑雯　韦全贤
评审专家	（按姓氏笔画排序）
	王秀光　韦春德　李俊杰　吴成如
	邹　培　陈文治　林远方

第三分册
《脊椎错位是百病之源70个为什么》
编委会

总 主 编　韦以宗

主　　编　杨宗胜　郑黎光　陈世忠

副 主 编　单衍丽　陈永亮　王弟红　冉传生

编　　委　（按姓氏笔画排序）

李建军　汪　双　陈　鑫　庞　飞

郑红霞　郑昊钰　赵　婷

绘　　图　郑昊钰　程黎明

评审专家　邹　培　李俊杰　林远方　王秀光

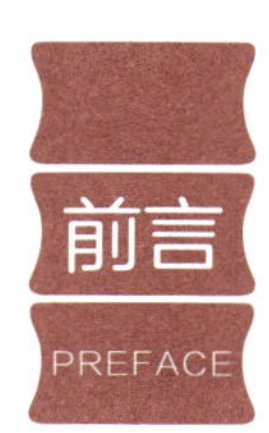

前言

PREFACE

《脊柱伤病1000个为什么》是一套科普作品，向大众普及人体脊柱解剖结构、运动功能、运动力学知识及常见脊柱伤病的病因病理和诊断治疗、功能锻炼、预防养生的基本知识，共15分册，即《脊柱解剖名词120个为什么》《脊柱运动与运动力学100个为什么》《脊椎错位是百病之源70个为什么》《脊椎骨折80个为什么》《颈椎病86个为什么》《椎间盘突出84个为什么》《胸背痛30个为什么》《青少年脊柱侧弯64个为什么》《腰椎管狭窄症54个为什么》《腰椎滑脱48个为什么》《下腰痛30个为什么》《青年妇女腰胯痛30个为什么》《脊椎骨质疏松54个为什么》《脊柱保健练功100个为什么》《脊柱食疗保健50个为什么》。

2016年10月25日，中共中央国务院发布《健康中国2030规划纲要》指出："大力发展中医非药物疗法，使其在常见病、多发病和慢性病防治中发挥独特作用。""到2030年，中医药在治未病中的主导作用……得到充分发挥。”[①]

新版《中华人民共和国职业大典》新增的专业——中医整脊科，正是以“调曲复位为主要技术”的非药物疗法。该学科对人类脊柱运动力学的研究，揭示的脊柱后天自然系统，将在防治脊柱常见病、多发病和慢性病以及治未病中起到独特作用和主导作用。

一、脊柱与健康

当前，颈腰病已严重威胁人类的健康，世界卫生组织已将颈椎病列为十大危害人类健康之首。据有关资料表明，颈腰病年发病率占30%。在老年人疾病中，颈腰病占43%，并波及青少年。据调查，有18.8%的青少年颈椎生理曲度消失、活动功能障碍。

脊柱可以说是人体生命中枢之一，它包括了人体两大系统，即骨骼系统的中轴支架和脊髓神经系统。除外自身疾病，人体的器官（除大脑之外）几乎都受脊髓神经系统的支配。所以，美国脊骨神经医学会研究证明，人体有108种疾病是脊椎错位继发。

① 《中国中医药报》2017年8月7日发表的“中医整脊学：人类脊柱研究对健康的独特作用”。

当今，危及人类生命的肿瘤与癌症，一般多认为是免疫功能障碍所致。中医学将人类的免疫功能称为“阳气”，“阳气者，若天与日，失其所，则折寿而不彰”(《素问·生气通天论》)。而位于脊柱的督脉总督阳经，是“阳脉之海”(《十四经发挥》)。可见，脊柱损伤，不仅自身病变，而且骨关节错位，导致脊神经紊乱而诱发诸多疾病。脊椎移位，督脉受阻，阳气不彰（免疫功能下降），可导致危及生命的病症。因此，脊柱的健康也是人体的健康。

二、中医整脊学对人类脊柱的研究

中医对人体生命健康的认知，是“道法自然”“天人合一”的，对脊柱的认识是整体的、系统的、动态的。伟大的科学家钱学森说过：“系统的理论是现代科学理论里一个非常主要的部分，是现代科学的一个重要组成部分。而中医理论又恰恰与系统论完全融合在一起。”系统论的核心思想是整体观念。钱学森所指的中医系统论，不仅仅局限在人体的系统论，更重要的是天人合一的自然整体观。

系统在空间、时间、功能、结构过程中，没有外界特定干预，这个系统是“自然组织系统”，又称“自组织系统”。人体生命科学的基本概念是“稳定的联系构成系统的结构，保障系统的有序性”。美国生理学家 Cannon 称为生命的稳态系统，即人体是处在不断变化的外环境中，机体为了保证细胞代谢的正常进行，必须要求机体内部有一个相对稳定的内环境。人类脊柱稳态整体观，表现在遗传基因决定的脊柱骨关节系统、脊髓脊神经系统和附着在脊柱的肌肉韧带系统的有序性。

我们将遗传基因决定形成的系统，称为“脊柱先天自然系统”，即“先天之炁”。如果说，脊柱先天自然系统是四足哺乳动物共同特征的话，中医整脊学对人类脊柱的研究，则揭示了人类特有的“脊柱后天自然系统”，即“后天之气”。

中医整脊学研究证明，人类新生儿脊柱与四足哺乳动物脊柱是一个样的，即没有颈椎和腰椎向前的弯曲。当儿童 6 个多月坐立后，出现腰椎向前的弯曲（以下简称“腰曲”）；当 1 周岁左右站立行走后，颈椎向前的弯曲（以下简称“颈曲”）形成。颈曲和腰曲形成至发育成熟，使人类的脊柱矢状面具备 4 个弯曲——颈曲、胸曲、腰曲和骶曲。这四个弯曲决定了附着脊柱的肌肉韧带的序列，椎管的宽度，脊神经的走向，脊柱的运动功能，乃至脏腑的位置，这是解剖生理的基础。特别是腰曲和颈曲，是人类站立行走后功能决定形态的后天脊柱自然系统组成部分。中医整脊学称之为“椎曲论”，即颈腰椎曲是解剖生理的基础、病因病理的表现、诊断的依据、治疗的目标和疗效评定的标准，是中医整脊科的核心理论之一。

中医整脊学对人类脊柱研究发现另一个后天自然系统，是脊柱四维弯曲体圆运动规律。人类站立在地球上，脊柱无论从冠状面或矢状面都有一中轴线——圆心线。颈椎前有左右各一的斜角肌，后有左右各一的肩胛提肌和斜方肌；腰椎前有左右各一的腰大肌，后有左右各一的竖脊肌。这四维肌肉力量维持脊柱圆运动，维持系统的整体稳态。

由于系统是关联性、有序性和整体性的，对于脊柱整体而言，腰椎是结构力学、运动力学的基础。腰椎一旦侧弯，下段胸椎反向侧弯，上段胸椎又转向侧弯，颈椎也反侧弯；同样，腰曲消失，颈曲也变小，如此维持中轴平衡。

中医整脊学研究人类脊柱发现的脊柱后天自然系统，还表现在脊柱圆筒枢纽的运动力学，以及脊柱轮廓平行四边形平衡理论上。脊柱的运动是肌肉带动头颅、胸廓和骨盆三大圆筒，通过四个枢纽关节带动椎体小圆筒产生运动的。脊柱轮廓矢状面构成一个平行四边形几何图像，从而维持其系统结构的关联性、有序性和整体性。

三、疾病防治的独特作用和主导作用

脊柱疾病的发生，就是脊柱系统整体稳态性紊乱。整体稳态性来源于生命系统的协同性，包括各层次稳态性之间的协同作用。脊柱先天性自然系统的稳态失衡，来源于后天自然系统各层次稳态性协同作用的紊乱。根据系统整体稳态的规律，我们发掘整理中医传统的非药物疗法的正脊骨牵引调曲技术，并通过科学研究，使之规范化，成为中医整脊独特技术。以此非药物疗法为主要技术的中医整脊学，遵循所创立的“理筋、调曲、练功”三大治疗原则，“正脊调曲、针灸推拿、内外用药、功能锻炼”四大疗法，以及“医患合作、筋骨并重、动静结合、内外兼治、上病下治、下病上治、腰痛治腹、腹病治脊”八项措施的非药物疗法为主的中医整脊治疗学。调曲复位就是改善或恢复脊柱的解剖生理关系，达到对位、对线、对轴的目的。

根据脊柱后天自然系统——脊柱运动力学理论指导形成的中医整脊治疗学，成为脊柱常见病、多发病和慢性病共25种疾病的常规疗法，编进《中医整脊常见病诊疗指南》。更重要的是，中医整脊非药物疗法为主的治疗技术，遵循系统工程的基本定律，即“系统性能功效不守恒定律”，是指系统发生变化时，物质能量守恒，但性能和功效不守恒，且不守恒是普遍的、无限的。其依据是：由物质不灭定律和能量守恒定律可知，系统内物质、能量和信息在流动的过程中物质是不灭的、能量是守恒的，而反映系统性能和功效的信息，因可受干扰而失真、放大或缩小，以至湮灭，故是不守恒的。

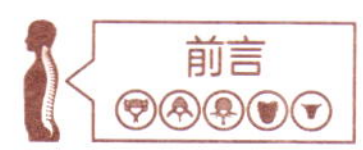

脊柱疾病的发生，是后天自然系统整体稳态（性能和功效）失衡，影响到先天自然系统的物质和能量（骨关节结构、神经、血液循环和运动功能）紊乱，进而发生病变。中医整脊学非药物为主的治疗方法，就是调整后天自然系统的性能和功效，维护先天自然系统的物质和能量（不损伤和破坏脊柱骨关节结构等组织），是真正的“道法自然”的独特疗法，也必将在脊柱病诊疗中起到主导作用。

另一方面，中医整脊在研究人类脊柱圆运动规律中，发现青年人端坐 1 小时后，腰曲消失，颈曲也变小，证明脊柱伤病的主要病因是“久坐”导致颈腰曲紊乱而发生病变，因此提出避免“久坐”，并制订“健脊强身十八式”体操，有效防治脊柱伤病。脊柱健，则身体康。中医整脊学对人类脊柱的研究，在治未病中的主导作用，必将得到充分发挥。

综上所述，《脊柱伤病 1000 个为什么》丛书将有助于广大读者了解自身的脊柱，以及脊柱健康对人体健康的重要性，进而了解脊柱常见疾病发生和防治的规律，将对建设健康中国、为人类的健康事业做出贡献。

世界中医药学会联合会脊柱健康专业委员会
会长　韦以宗
2018年8月1日

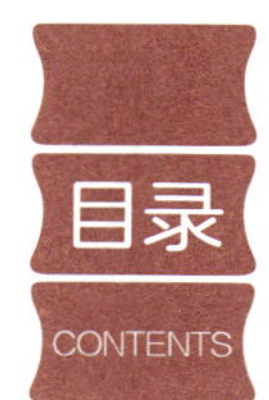

一 概论

二 脊椎问题引起神经系统相关疾病

三 脊椎问题引起心脑血管与呼吸系统相关疾病

四 脊椎问题引起消化系统相关疾病

五 脊椎问题引起妇科相关疾病

六 脊椎问题引起内分泌相关疾病

七 其他

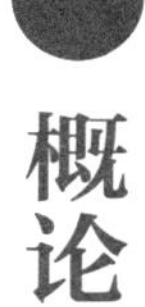

一 概论

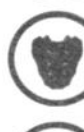

1. 为什么脊椎错位是百病之源?

答：有的人认为脊柱病无非是颈背疼痛，没什么了不起。殊不知人类站立在地球上顶天立地靠的是脊柱，由于骨头是硬的，其他肌肉神经和血管是软的，骨头的形态决定了其他所有结构的形态和位置。所以脊柱的形态决定了椎体的序列，椎间盘的位置，椎管、椎间孔的容积，脊髓、脊神经以及所附着肌肉韧带的长度，脊柱形态还决定了内脏的位置。因此说脊柱的功能解剖决定了人体的结构和功能。从这个观点来说，颈腰椎曲不仅仅是脊柱伤病的病因病理，全身的疾病都有可能与其有关。

现代医学研究人体生命活动是各器官组织细胞的新陈代谢，而这所有细胞的新陈代谢活动皆受神经支配，脊柱是支配全身细胞活动的神经发源地（图 1a），脊神经又与交感神经交汇共享信息，脊椎错位，椎曲紊乱导致脊神经、交感神经受到卡压扭曲，传导障碍，影响人的神经系统、内分泌系统、血液循环系统、免疫系统等。从中医讲，脊柱为督脉运行之处，总督全身之阳气，说它是全身最大的免疫系统不为过，脊柱的两旁是足太阳膀胱经，是人体最大的排毒系统。美国脊骨神经医学研究报道，脊椎错位可以引起 100 多种疾病，所以说百病生于脊（图 1b）。

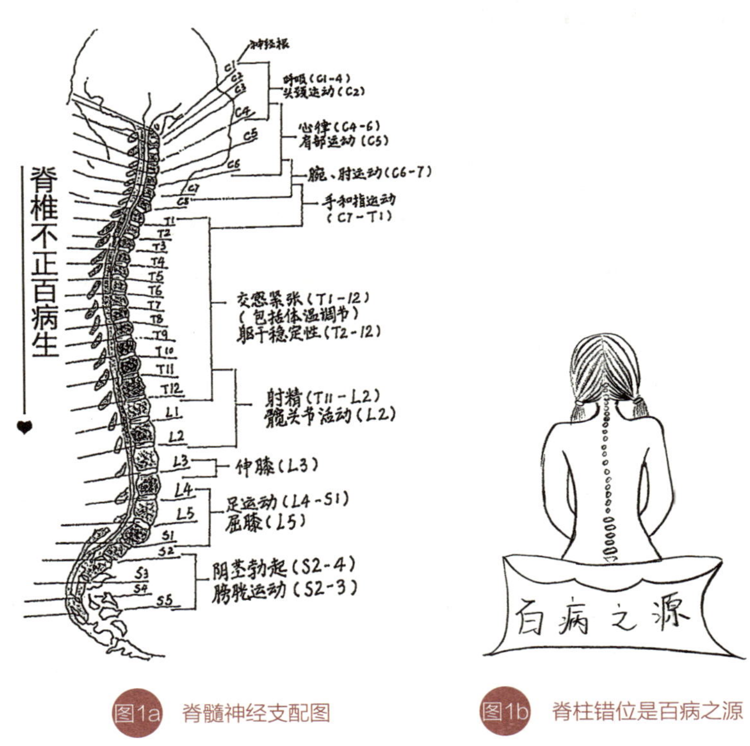

图1a 脊髓神经支配图

图1b 脊柱错位是百病之源

（杨宗胜、陈世忠）

2. 为什么颈椎不好会引起许多种病症？

答：日本作家松本孝嘉曾写过一本书《颈部决定健康》，其中封面的四句话写得非常好，“摆脱头痛从颈部开始，消解疲劳从颈部出发，告别失眠从颈部着手，远离抑郁从颈部根治”，可以说困扰现代人的非致命性疾病大多和颈椎有关系，这是因为人的颈椎上承头部下接躯干，神经血管分布交错密集，还是脑血液循环的必经之路，特别是第 1 和第 2 颈椎里的脊髓不但是大脑的一个延伸，而且是人体的生命中枢、免疫系统指挥中心，还是大脑信息传递的重要关卡，扮演着促使大脑和身体各部良性互动的灵魂角色。故而是人体事故的多发地带。一旦发生疾病，会影响到心脑血管、中枢神经、免疫系统，造成各类颈脊源性疾病，可谓牵一发而动全身。现代研究证明：颈椎的问题会影响人类多达上百种疾病，所以有颈椎是“百病之源”的说法（图 2）。

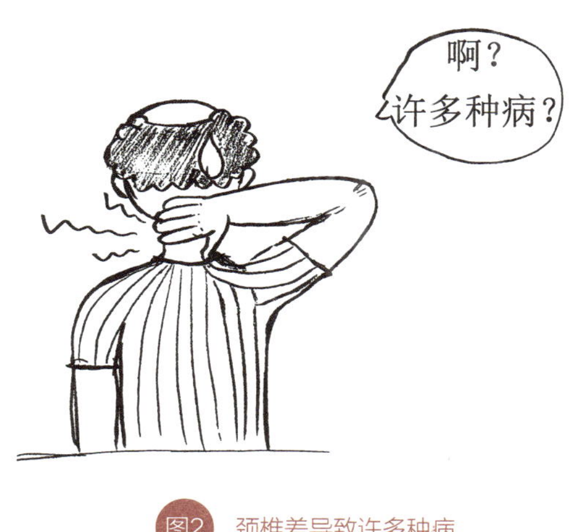

图2　颈椎差导致许多种病

（杨宗胜、陈世忠）

3. 为什么自身免疫性疾病可能和脊椎错位有关？

答：现今有些疾病，只要人们一提到，就谈病色变（图3），比如自身免疫系统疾病。我们先来了解什么是自身免疫疾病。简单来说，自身免疫系统疾病就是自己的免疫细胞攻击自己的正常组织器官。换一句通俗一点的话，就是自己打自己。但究竟是什么原因造成自己的免疫细胞攻击自己，目前尚不明确。现代医学研究发现，神经系统、内分泌系统、免疫系统三者关系密切，相互调节形成一个整体网络来影响人的免疫系统，这三者主要通过脊柱的功能紧密联系在一起，脊椎错位，

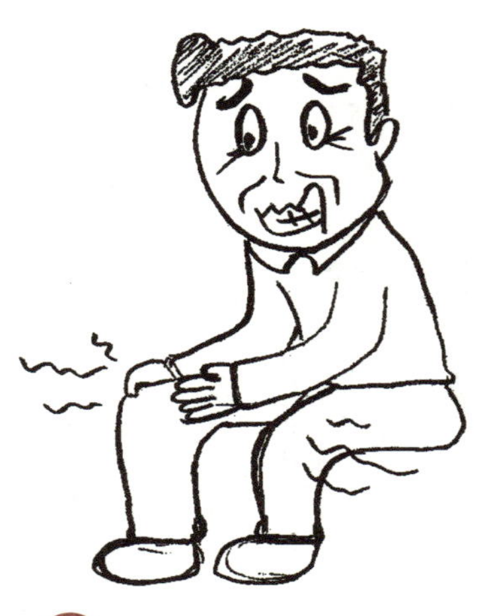

图3 自身免疫性疾病与脊柱有关

椎曲紊乱导致脊神经、交感神经受到卡压扭曲，传导障碍，影响人体的神经－内分泌－免疫系统。从中医讲脊柱正中是督脉走行之处，总督全身之阳气，说它是全身最大的免疫系统不为过，脊柱两旁的足太阳膀胱经是人体最大的排毒系统，脊椎错位特别是第 1、2 颈椎错位时，这个位置是督脉的哑门、风府穴，是阳维脉和督脉的交会穴，而阳维脉主一身之表阳，即人体第一道防御系统。它们位移必然导致阳维脉不能正常交汇于督脉，人体表阳如“无根之水”，长此以往表阳卫阳必虚，抵抗外邪能力降低及免疫力下降。第 1~2 颈椎错位后，人体为达到重力线平衡，必然导致颈 7、胸 1 这个枢纽关节继发反向错位，这样又继发大椎穴出现位移，大椎为诸阳之会，大椎位移会引起督脉与手之三阳，足之三阳不能正常交汇，这样下去必然会影响全身五脏六腑之阳气，导致患者全身免疫功能紊乱低下，并发各种莫名其妙的自身免疫性疾病。自身免疫性疾病也可能和患者小时候的脊柱外伤有很大关系。

（杨宗胜、陈世忠）

4. 为什么癌症可能和脊椎骨移位有关系？

答：癌症的病因比较复杂，不外乎劳累、食物中毒、环境污染、药物、精神、饮食和不良生活习惯等，中医认为人体正气阳气不足、真元虚亏、气血不足是癌症发生的内在原因，而气滞血瘀、痰凝毒聚则是癌症发生的基本病机。我们都知道，癌细胞存在于我们每一个正常人身上，只要我们人体免疫力够强大，就会杀死每天产生的癌细胞，让癌细胞不会恶性分裂。癌细胞随着血液、体液流动，它在哪生根发芽，在哪停留，在哪扎根是有一定的选择的，俗话说“苍蝇不叮无缝的蛋”，癌细胞总是侵犯有问题的器官，总是侵犯阳气比较弱的器官和组织，而我们人体的脊柱正中的督脉为全身阳气之会，总督全身之阳气，可以说脊柱是人体免疫系统的司令部，因此，脏腑的功能活动均与督脉有关，我们五脏六腑的阳气皆来源于督脉。脊柱一旦有旋转侧弯椎曲紊乱，十二经脉的阳气不能正常交汇于督脉，五脏六腑的阳气就如无根之水越用越少，阳气不足，免疫力下降，人体不能及时杀死癌细胞，癌细胞恶性分裂并在有问题的器官生根发芽，从而继发各个器官和组织的癌症（图4）。在癌症的所

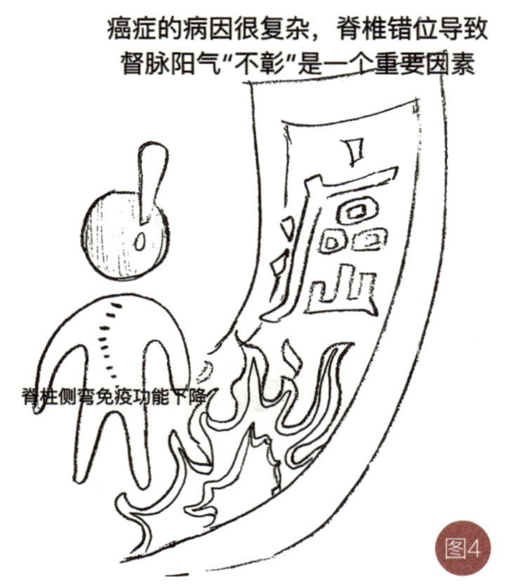

图4

有发病因素中，我们人类唯一可以选择的只有好的生活习惯。最好的医生是我们自己，所以良好的生活习惯如站、立、行、坐、乐观心态是预防癌症的根本。

（杨宗胜、陈世忠）

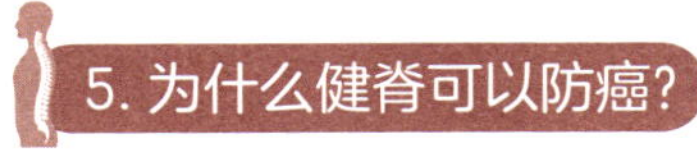

5. 为什么健脊可以防癌?

答：美国的一项研究证明了接受脊疗的患者，免疫功能比没有接受健脊疗法护理的人高出 200%，并高于癌症及严重疾病患者 400%。他们的结论："健脊疗法可以优化你任何基因的功能，你完全可以抵御严重的疾病。"另外的一项研究发现整脊手法治疗胸椎 15 分钟后可提高免疫反应。这项研究证实了胸椎纠正后能使"吞噬细胞爆发性呼吸"，快速地消灭细菌病毒和坏死细胞。换句话说，通过脊椎矫正能够使免疫细胞就像"吃豆人"电动游戏一样地吞食和破坏癌细胞。现代医学研究神经系统、内分泌系统、免疫系统三者关系密切，相互调节形成一个整体网络来影响人的免疫系统。在这个整体网络中脊柱是核心。我们人类站立在地球上顶天立地靠的是脊柱，脊柱正中的督脉是全身最大的免疫系统，脊柱两旁的足太阳膀胱经是人体最大的排毒系统，脊柱正则全身阳气通畅，十二经脉之阳气正常交汇于督脉，五脏六腑之阳气充足，免疫力强大，才能正常杀死我们身体每天产生的癌细胞（图5），所以说健脊可以防癌是有一定依据的。

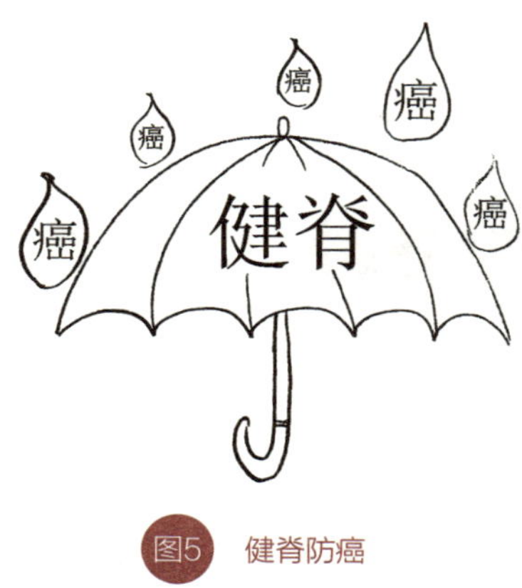

图5 健脊防癌

（杨宗胜、陈世忠）

6. 为什么说颈椎决定健康？

答：有的人认为颈椎病无非是颈背疼痛，没什么了不起。殊不知人类站立在地球上顶天立地靠的是脊柱，靠的是脊柱后天形成的颈腰椎曲。地心引力决定了脊柱是承载力和运动力的基础，随着发育成熟，椎曲决定了椎体的序列，椎间盘的动力，椎管和椎间孔的容积，脊髓、脊神经以及所附着肌肉韧带的长度，脊柱形态决定了内脏的位置。因此说脊柱的功能解剖决定了人体的结构和功能。从这个观点来说，颈腰椎曲不仅仅是脊柱伤病的病因病理，全身的疾病都有可能与其有关。这其中特别是颈椎上承头部下接躯干，神经血管分布交错密集，处于人体神经中枢的重要部位，还是脑血液循环的必经之路，尤其是第 1 和第 2 颈椎，不但是大脑的一个延伸、生命中枢、人体免疫系统指挥中心，而且是大脑信息传递的重要关卡，扮演着促使大脑和身体各部良性互动的灵魂角色，故而是人体事故的多发地带。颈椎一旦发生病变，会影响到心脑血管、中枢神经、免疫系统，造成各类颈脊源性疾病（图 6），可谓牵一发而动全身。

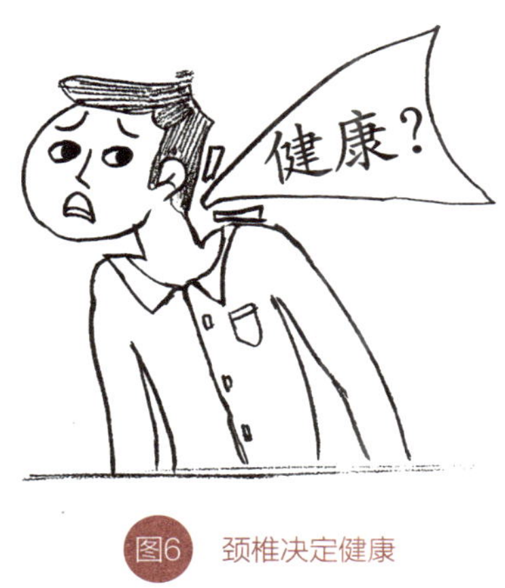

图6 颈椎决定健康

（冉传生、杨宗胜、汪双）

7. 为什么说胸椎决定寿命？

答：生活中长寿老人都有一个共同特点，那就是整个背挺得笔直，反之驼背的人易英年早逝，我们熟悉的一些明星都是突发心肌梗死英年早逝，他们有一个共同的特征——驼背（图7a），为什么呢？这还要从胸椎的解剖说起，和心脏跳动相关的神经多发于胸椎的脊髓，胸椎一旦侧弯，会扭曲、卡压跟心脏有关的内脏神经，内脏神经如果长期处于缺血、缺营养的不良状态，会极大影响心脏神经的工作状态，让心脏这个发动机说停摆就停摆。打个比方：心脏就像一个大灯泡，这个灯泡由从颈胸椎发出的20几根电线（神经）负责供电，一两根电线出问题，心脏就会电压不稳闪烁几下（心律不齐），出问题的电线多了，这个灯泡说停电就停电（心梗）（图7b）。临床中有许多人的心律不齐，心率过快或过慢都与胸椎紊乱、侧弯有关，往往被人误诊为心脏病，有的人无缘无故服多了药物，更

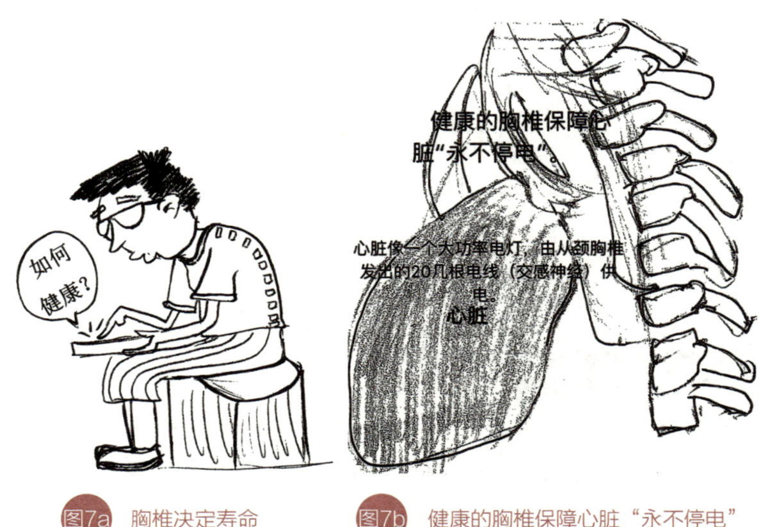

图7a　胸椎决定寿命

图7b　健康的胸椎保障心脏"永不停电"

有人为了改善心率，安装了心脏起搏器，其实只要把胸椎的错位侧弯纠正过来，这些症状就可能消失。健康的胸椎不但是长寿的秘诀也是预防青壮年“猝死”的有效保障。

（杨宗胜、陈永亮、冉传生、汪双）

8. 为什么所谓的“绝症”其终极病因可能在脊柱?

答：客观地说，现在有 5%~10% 的疾病，是西医所谓的“绝症”“不死的癌症”，例如自身免疫疾病：虹彩炎、强直性脊柱炎、红斑狼疮、幼年特发性关节炎、特发性青少年脊柱侧弯、特发性震颤、神经官能症，这些西医病因不明确，解释不清楚，治疗疗效也不好的疾病多半和脊椎错位有关，这些患者很多小时候有脊柱外伤史。

脊柱是男人的龙骨，女人的凤脉。从西医讲，脊髓是大脑的延伸，里面装着周围神经和内脏神经，负责联络四肢，支配五脏六腑；从中医讲，脊柱是督脉所行之处，为阳脉之海，为人体最大的免疫系统。督脉两侧的足太阳膀胱经是人体最大的排毒系统。现在所谓的各种绝症多与免疫有关，和排毒有关，所以笔者大胆妄言这些疾病的终极病因在脊柱，在脊髓，在中医的大小周天、任督二脉（图 8）。中医整脊医师治疗这些疾病是最容易出神效的，因此中医整脊大有可为。

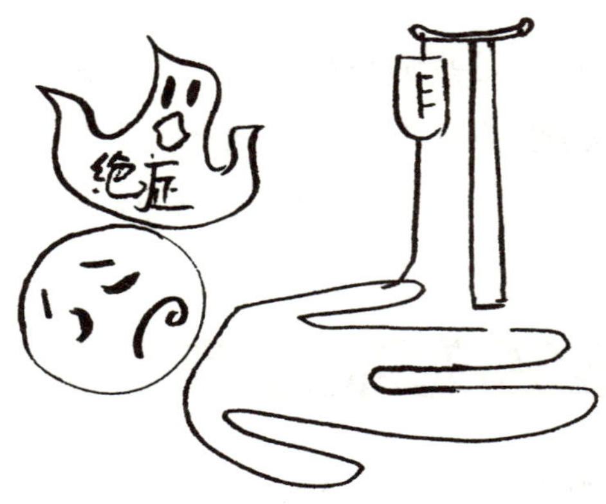

图8 “绝症”的终极病因可能在脊柱

（杨宗胜、陈世忠）

二 脊椎问题引起神经系统相关疾病

9. 为什么多发性硬化可能和脊椎错位有关？

答：多发性硬化是一种无法治愈的神经系统进展性疾病，主要损害脊髓、大脑以及视神经，常见的症状有视力模糊、身体麻木、四肢异常疲劳等（图 9），如不治疗，严重时会造成突然失明、瘫痪。其病因和发病机制至今尚未完全明确，可能与自身免疫等多种因素相关。由于该病可直接侵犯中枢神经、周围神经、内脏神经，全身中唯有脊髓与上述神经都有紧密联系，所以，脊椎错位是导致该病发生不可忽略的原因。脊髓在人体免疫系统中占据举足轻重的地位，特别是颈 1、2 段和颈 6、7 段相当于“司令部”，现代人在日常生活中由于久坐、低头玩手机等不良习惯会导致脊椎错位、椎曲紊乱，特别是颈椎 1、2、6、7 节段出现旋转侧弯时，由于脊髓形态、功能受脊柱骨骼影响，此段脊髓长期处于扭曲、卡压、缺血状态，必然导致脊髓、周围神经、内脏神经功能失常而影响人的免疫力。从中医讲督脉为全身阳气之会，脊柱不正，全身五脏六腑之阳气不能交汇于督脉，身体阳气如无本之木、无根之水，五脏六腑阳气不足，风寒暑湿等外邪侵犯脏腑经络而起病。有临床事实及统计数据表明，适度地晒太阳有助于减少多发性硬化的发病率，这不就是补阳吗？大部分患者通过适当锻炼，强身健体及加强脊柱功能锻炼，包括脊柱矫正和长期按摩，再加上保持稳定、积极乐观的心境，可以提高患者的生存质量，对改善患者的临床症状有很大帮助。

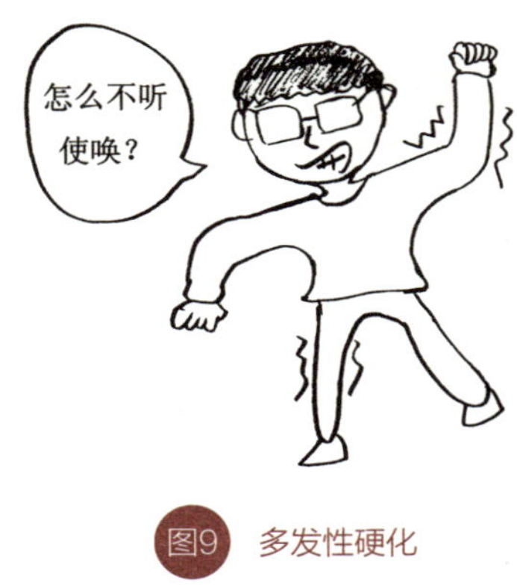

图9 多发性硬化

（杨宗胜、冉传生、汪双）

10. 为什么脊柱不好易患癫痫？

答：癫痫即俗称的“羊角风”或“羊癫风”（图10），是大脑神经元突发性异常放电，导致短暂的大脑功能障碍的一种慢性疾病。癫痫的病因和发病机制非常复杂，但脊椎错位是其中不可忽视的因素。督脉为诸阳之会，即人体最大的阳气通道，也可以把它理解为人体除大脑外最强大的电生理线路。督脉走行于脊柱正中，脊椎错位，阳气改道，电生理线路位移，人体最重要的生物电线路发生短路，异常放电即可能发生癫痫。特别是儿童癫痫的发生可能和寰枢椎错位、半脱位有很大关系。寰枢段脊髓实际上是大脑的延伸，此处脊髓、神经、动静脉及脑脊液密布，是人体最复杂的电生理线路网络和磁场，此处一旦错位即可扭曲脊髓，压迫神经、动静脉，同时导致此处电生理线路发生短路、异常放电并发癫痫。由于癫痫病位在心、脑、肝、脾、肾，所以临床中发现不少癫痫患者多伴随颈胸椎错位。当然，不同的医生认识同一种疾病角度不一样，这里我们从脊椎错位来认识癫痫，为广大癫痫患者开辟了除手术、药物治疗外另一种有益的治疗思路。

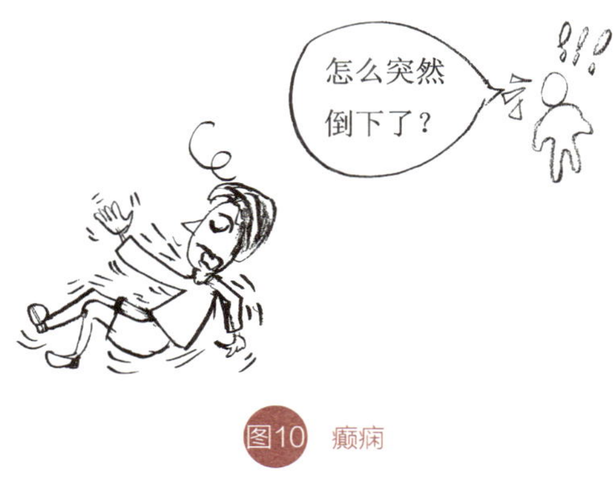

图10 癫痫

（杨宗胜、冉传生、汪双、庞飞）

11. 为什么颈椎不好易患抑郁症?

答：人类控制情绪的神经叫植物神经（又叫自主神经）。

植物神经分交感神经和副交感神经，交感神经管兴奋，副交感神经管抑制。打个比方，人就像一台汽车，交感神经是油门，副交感神经是刹车，一台汽车要正常行驶在道路上，必须油门和刹车相互协调，所以人的健康是靠交感神经和副交感神经相互协调、平衡制约来保障的。抑郁症的发生和副交感神经强势有关系，就像一台车加不起油门，刹车又太敏感，这台车肯定跑不起来。为什么副交感神经会太强势，这和颈部软组织长期慢性劳损有关系。我们知道颈部是人体脊髓、神经的交汇处，也是人体神经随意横穿的交叉路口，健康状态下神经都在颈部随意自由伸展着。现代人由于长时间久坐、低头玩手机等不良习惯，导致颈部软组织长期慢性劳损、力学失衡，继发颈椎关节旋转移位、椎曲紊乱，卡压、扭曲各种神经，颈部这个神经通行最繁忙、最重要、最敏感的交叉路出现占位拥堵，一旦卡压交感神经，神经传导兴奋的信号失灵，这个时候副交感神经就会相对强势，对人体输出抑郁悲观等不良信号，长此以往就产生了抑郁症（图 11）。所以对于很多抑郁症的治疗我们从颈

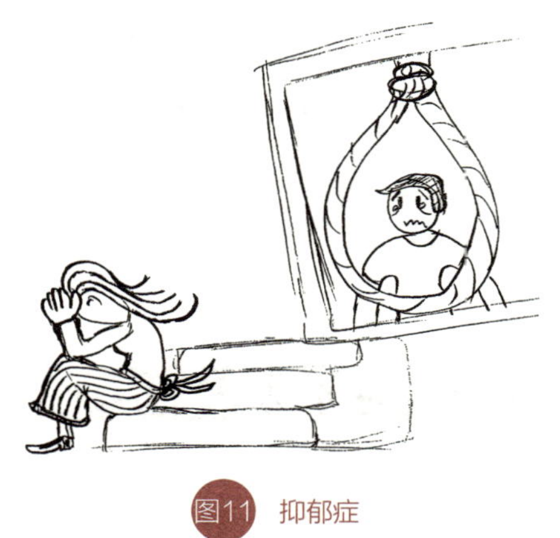

图11 抑郁症

椎入手。正如松本孝嘉（日本）所说："远离抑郁从颈部根治。"抑郁症从督脉入手会取得非常神奇的效果。

（杨宗胜、冉传生、汪双、陈鑫）

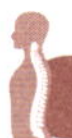

12. 为什么脑震荡后遗症可能与颈椎错位有关?

答：很多人小时候都有不同程度颈椎、头部撞击伤，当时只要没有外伤和骨折，家长、医生往往不以为然，实际上头部的撞击力量一定会传导到颈部，由于医生只会关注你的头部有无外伤，有无骨折脱位，从而忽略了颈部的肌肉韧带损伤和小关节的紊乱，甚至是脊髓的震荡伤，为以后很多疾病埋下病根。脑震荡后遗症患者常有头昏、头疼、恶心呕吐、耳鸣、失眠多梦、烦躁、注意力不集中和记忆力下降等症状（图 12），实际上这些症状的产生可能是颈椎小关节紊乱，也

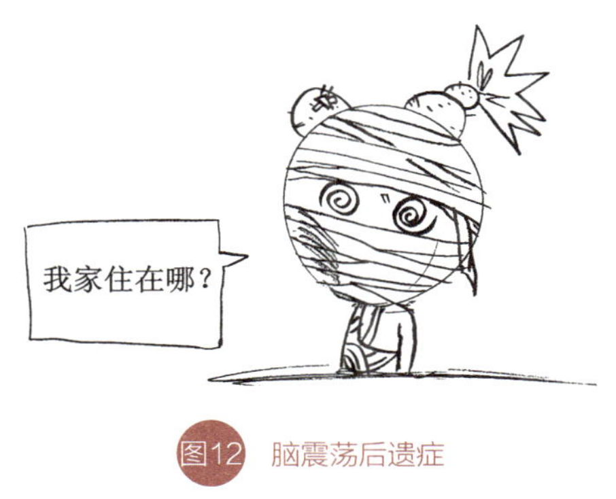

图12 脑震荡后遗症

可能和软组织慢性损伤有关，即椎动脉供血不足与颈源性头痛，还可能与外伤留下的细胞不良记忆有关系，即俗称的“一朝被蛇咬，十年怕井绳”。有证据表明，心理因素可成为脑震荡患者病情迁延不愈的重要因素。因此，脑震荡后遗症的治疗关键是治疗颈椎与合理的功能锻炼，当然适当的心理介入也可以促进疾病的康复。

（杨宗胜、冉传生、汪双、庞飞）

13. 为什么孩子学习成绩不好可能是颈椎有问题?

答：随着电子产品低龄化使用，中小学生颈椎现状让人堪忧，笔者曾经治疗过很多“直脖子”（图13a），伴寰枢椎错位的儿童，他们经过中医整脊矫正脊椎后，学习成绩莫名其妙地突飞猛进。人的大脑供血主要是由颈动脉和椎动脉完成，其中颈动脉占85%，椎动脉占15%，人的颈椎骨关节异常主要是影响椎动脉的供血，虽然椎动脉供血只占大脑供血的15%左右，但是椎动脉主要供应大脑后1/3（后循环，包括双侧枕叶及颞叶、间脑、小脑）的血液循环，这些区域和人类的语言、意识和思维功能有关。在考试时儿童绞尽脑汁地思考问题会导致这些区域血流会增加，特别是皮层枕叶和颞叶这些关键而神秘的部分血流增加更为明显甚至成倍增加。

由于直脖子会造成椎动脉供血不足，影响这些关键部位的血供，使孩子在需要大量血供帮助思考时供应不上，而影响思维，导致考试成绩不好（图 13b）。所以，儿童脑袋灵光的关键可能是大脑即刻充足的供血。

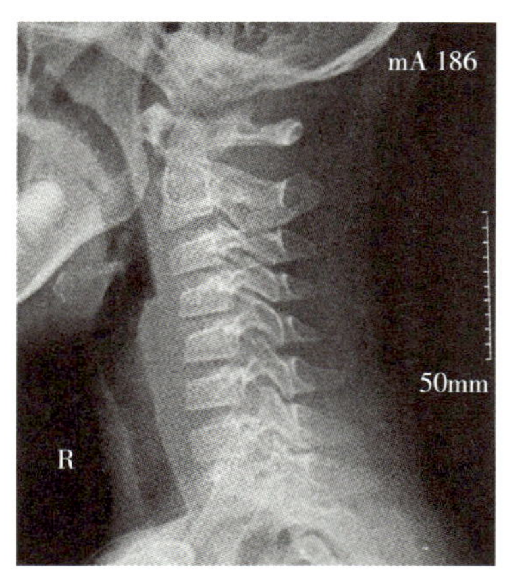

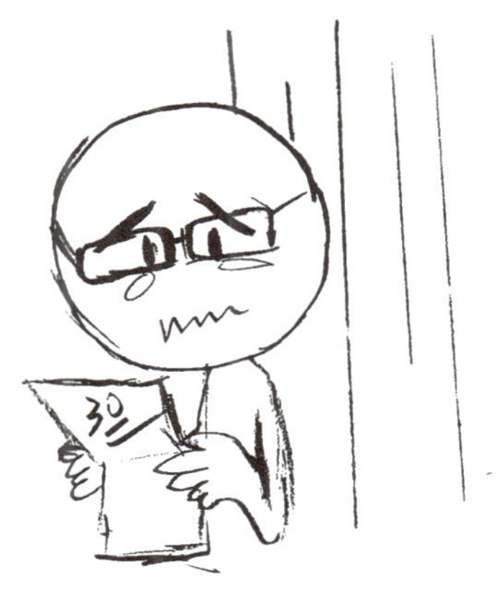

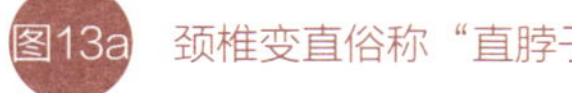
图13a 颈椎变直俗称“直脖子”

图13b 成绩不好

（杨宗胜、冉传生）

14. 为什么经常扁桃体发炎的儿童易患寰枢椎错位?

答：随着电子产品的极低龄化使用，儿童寰枢椎错位的发病率呈逐年增加的趋势，寰枢关节错位可能是许多怪病的源头。这和儿童头颈部的独特解剖有关系，即头颈在身体中所占比例较成人大，颈部肌肉比较薄弱，颈椎稳定性比成人差。儿童寰枢椎错位、半脱位的原因很多，小儿时期寰枢关节的稳定几乎完全取决于该区韧带结构的完整性。另外，寰枢关节的滑膜腔相互交通，而且还与寰枕关节相通。扁桃体发炎的儿童患寰枢关节错位的原因如下：咽部与颈椎上段的淋巴回流相互交通，故咽部附近感染可继发关节突间关节感染而致脱位。颈部软组织感染扩散浸润致颈椎关节囊松弛，颈部肌肉挛缩，长时间不能恢复正常解剖对位而导致脱位。儿童扁桃体及颈深淋巴结环绕颈椎上段的前方及两侧，发生感染的机会较成人多，是本病多见于儿童的主要原因（图14）。儿童寰枢椎错位和许多疾病的发生有关，如儿童多发性抽动、近视、免疫系统疾病，严重时可压迫脊髓甚至瘫痪。因此寰枢椎半脱位是儿童既常见又容易误诊的一种疑难疾病。

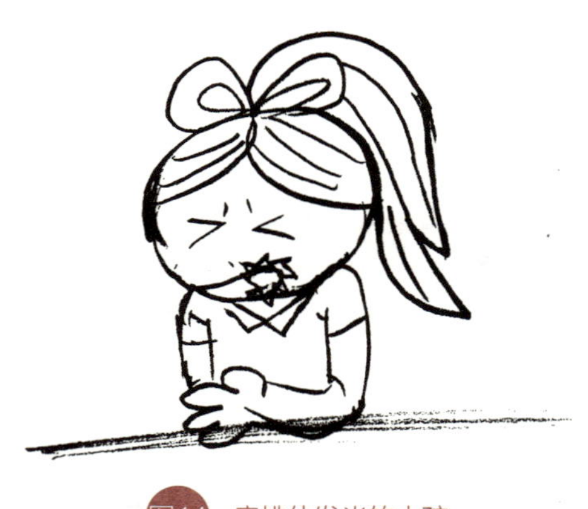

图14 扁桃体发炎的小孩

（杨宗胜、赵婷、冉传生、汪双）

15. 为什么儿童颈椎不好可能会引起儿童多发性抽动症？

答：多发性抽动症在学龄儿童中很普遍，最近的研究显示，患病率至少21%，男孩发病率高。本病常被误诊，其主要原因为：医生对此病不熟悉，容易被多种多样的症状迷惑，如将喉肌抽动的干咳误诊为慢性咽炎，将眨眼误诊为结膜炎，动鼻诊断为慢性鼻炎。家长对此病了解少，很少因为眨眼、耸肩而就诊，多认为是不良习惯。患者也对症状有一定的抑制能力。某些医生认为多发性抽动症必须有秽语，但实际上只有1/3的患者发病几年后才出现秽语现象。多发性抽动症的病因和发病机制并不明确，可能与遗传因素、神经递质失衡、心理因素和环境因素等诸多方面有关，多以首发眼部抽动，继发面部、颈部、躯干、四肢不自主抽动为主要症状。我们主要从脊椎错位这个角度来探讨此病。根据笔者的临床观察该病与儿童颈椎不好刺激交感神经兴奋及扭曲、卡压椎动脉，影响基底神经节血供有很大关系。随着电子产品的极低龄化使用和上呼吸道感染，儿童极易出现直脖子和寰枢椎错位（图15–1），颈椎曲度改变及椎体旋转牵拉、卡压交感神经，扭曲椎动脉，影响基底神经节血供不足而出现抽动，长期供血不足也会影响神经的多巴胺分泌，多巴胺缺失也是抽动的一个重要因素。笔者曾经运用中医整脊治愈了数十例儿童寰枢椎错位（图 15–2）引起的儿童多发性抽动症，国内也有很多神经科的同仁认识到儿童多发性抽动（图 15–3）和颈椎不好有关。

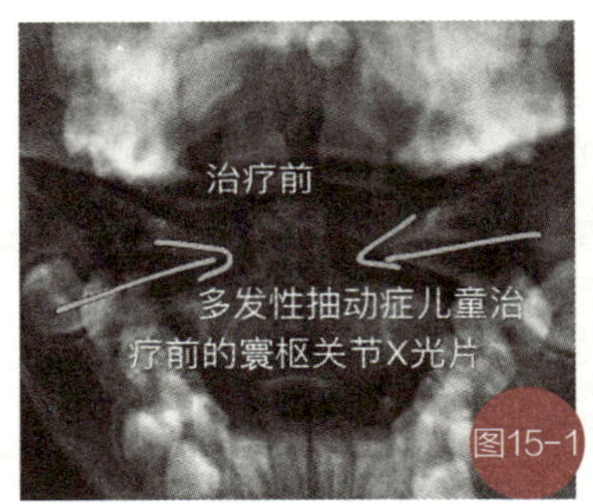

图15-1

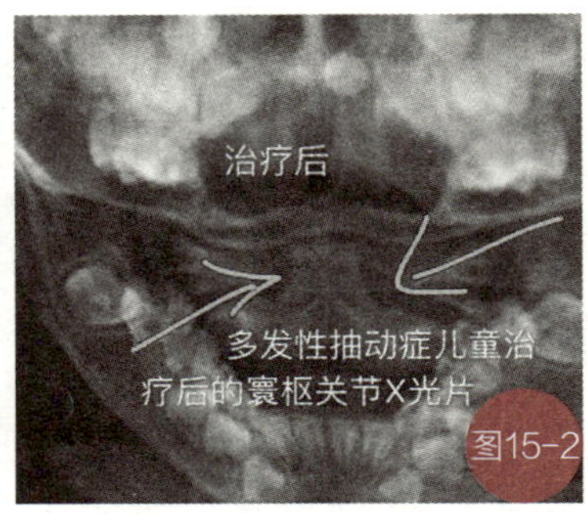

图15-2

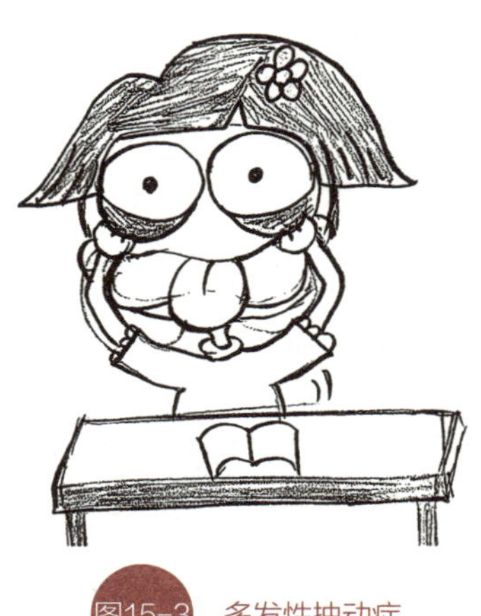

图15-3 多发性抽动症

（杨宗胜、赵婷、冉传生、汪双）

16. 为什么颈椎不好的人容易晕车?

答：晕车是非常普遍的现象，有器质性的原因，也有功能上和心理上的原因，总的来说与前庭器官的耐受性有关系。国内报道有很多椎动脉型颈椎病患者在治愈椎动脉型颈椎病后原有的晕车现象得到很大缓解，笔者也有数例同样的病例。随着直脖子低龄化出现，可以天然缓冲颈部受力的生理前屈消失，一旦碰见急刹车或剧烈旋转等，颈椎不能有效缓冲头部摔鞭样运动，产生的力会加大对半规管的刺激，半规管受到过强刺激，会引起一系列自主性功能反应即晕车（图 16）。另外，当人体传入的平衡刺激过分强烈时，即使在平衡系统安全正常的状态下，也会让人感到头晕，这是正常的生理现

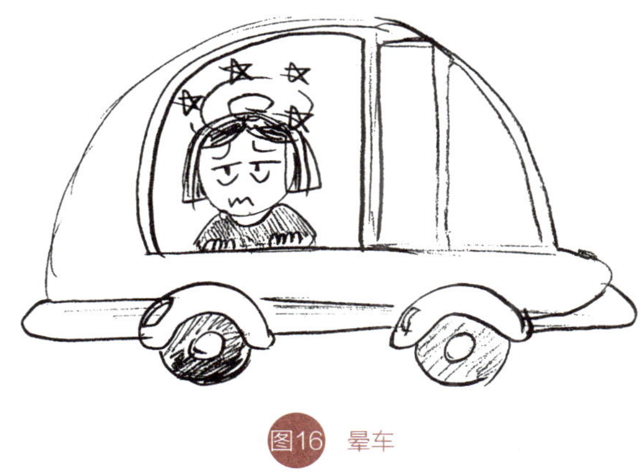

图16 晕车

象。但长期久坐不爱锻炼的人这种耐受力比较差，对轻微的平衡刺激即产生强烈的反应。所以平时加强锻炼身体，少坐是关键，多做转头、弯腰转身及下蹲等动作，以加强前庭器官耐受，不失为预防晕车的一个好办法。

（杨宗胜、冉传生、汪双）

17. 为什么颈椎不好易引起记忆力减退？

答：记忆力是识记、保持、再认识和重现客观事物所反映的内容和经验的能力。记忆力衰退主要与多种因素有关，包括不良情绪、失眠、年龄、用脑过度、不良嗜好等。现代医学研究影响记忆力最核心的因素还是大脑即刻充足的供血。人体大脑的供血主要来源于颈动脉和椎动脉，我们人体颈椎的好坏主要影响椎动脉的供血，椎动脉虽然只占大脑供血的15%，但是它主要负责对大脑后 1/3 即后循环供血，后循环中的枕叶及颞叶、间脑、小脑，主要与人类的语言、意识、思维记忆力功能有关，特别是皮层枕叶和颞叶及脑干、小脑与语言及意识、思维、记忆力功能有关的部分血流会大量成倍增加。一旦颈椎退变，椎体旋转，椎曲紊乱即可影响椎动脉对后循环的供血，人类在思考、记忆时这些关键部位的供血供不上去，自然就影响了人类的记忆力和思维能力（图 17）。

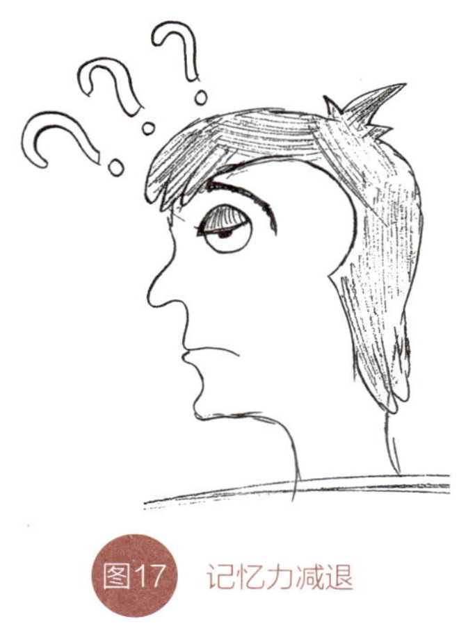

图17 记忆力减退

所以脑袋灵光、记忆力超好的关键可能是大脑即刻充足的供血。

（杨宗胜、冉传生）

18. 为什么脊柱不好的人易患带状疱疹？

答：人类是带状疱疹病毒唯一的宿主，儿童初次感染引起水痘，恢复后病毒潜伏在体内，持久地隐藏于脊髓后根神经节或颅神经的神经节中，至成年免疫力下降后，由于外伤、发热等因素激活潜伏在神经节内的病毒，使受侵犯的神经节产生炎症和坏死，产生神经痛，导致此神经节支配的皮肤发生一串带状的疱疹，故称带状疱疹。所以带状疱疹发病的关键，一是自身免疫力下降，二是被潜伏下来的疱疹病毒所侵犯的神经总是处于缺血、缺营养，甚至衰弱状态。临床有学者观察到很多带状疱疹患者，在疱疹出现平面高 2~3 节段的脊柱都有不同程度的侧弯和旋转，因为脊柱一旦旋转侧弯，相关脊髓支配的周围神经长期处于卡压状态，会处于缺血、缺营养、相对衰弱状态，再加上免疫力下降，疱疹病毒就出来作怪，它专门欺负比较衰弱的神经即出现带状疱疹（图 18）。这为我们有效治疗带状疱疹后遗神经痛提供了相关理论依据。

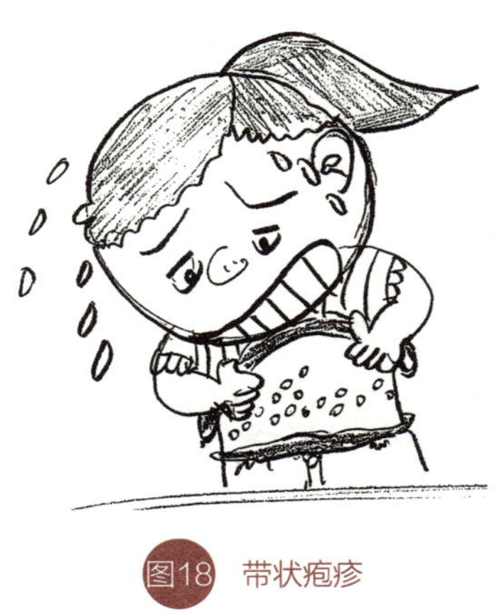

图18 带状疱疹

（杨宗胜、陈世忠）

19. 为什么颈椎不好容易神经衰弱?

答：神经衰弱直译为衰弱的神经，主要症状表现为慢性疲劳、情绪不稳、神经功能紊乱、失眠等，并伴随易于疲劳或兴奋等表现（图 19）。多数学者认为精神因素是主因，我们人类主管情绪的是植物神经（又叫自主神经），植物神经分交感神经和副交感神经，交感神经管兴奋，副交感神经管抑制，人的健康是靠交感神经和副交感神经相互协调，平衡制约来保障的。神经衰弱患者要么处于极度兴奋状态，要么处于抑郁状态，实际上就是植物神经紊乱引起的。人类的植物神经平时随意自由地穿梭在脊柱的肌肉和筋膜之间，现代人久坐低头的生活习惯，导致颈部肌肉、筋膜慢性劳损，力平衡失调，椎体旋转，椎曲紊乱，植物神经被扭曲、卡压，工作频率被影响，神经血供被减少，自然发生紊乱。所以说，颈椎错位是影响神经衰弱非常重要的一个因素，而且神经衰弱的患者往往合并有颈部肌肉僵硬酸痛、头晕等颈椎病症状，临床中往往被忽视。可见，神经衰弱的治疗除了心理、药物疗法外，物理治疗、中医针灸治疗、中医整脊治疗和体育锻炼，都不失为一些非常好的方法。

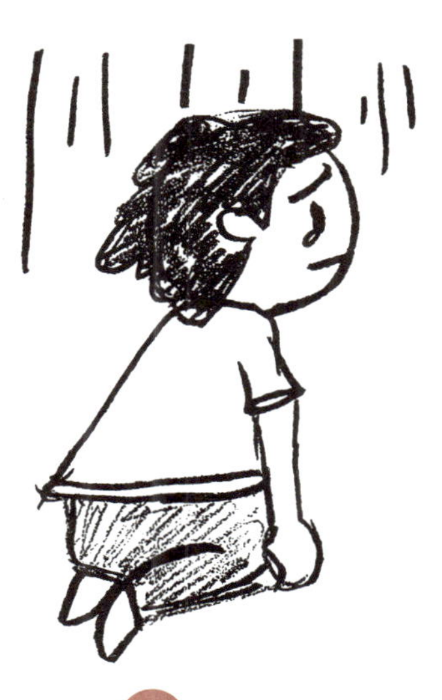

图19 神经衰弱

（杨宗胜、冉传生、汪双、赵婷）

20. 为什么颈椎不好可能引起小脑共济失调?

答：由于小脑某种原因的损伤，使受害者的肌紧张减退和随意运动的协调性紊乱，称为小脑共济失调。小脑共济失调可能由于小脑及其有关联的神经结构病变引起，常见症状有行走不稳、动作不灵活、易摔倒等。人体的姿势保持与随意运动完成，与大脑、基底节、小脑、前庭系统、深感觉等有密切的关系。这些系统的损害将导致运动的协调不良、平衡障碍等（图 20）。那么，什么原因可能会引起上述部位的

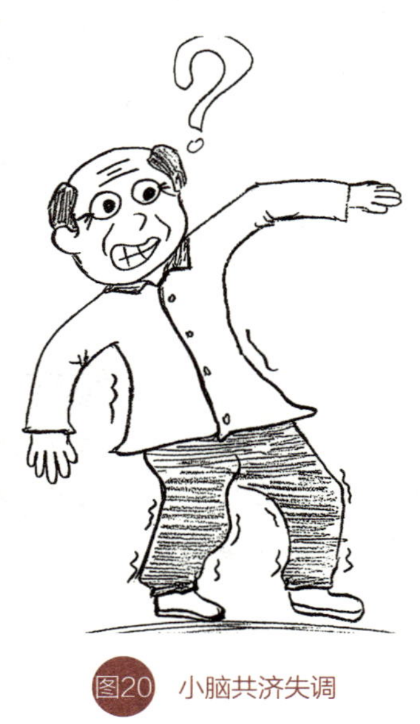

图20 小脑共济失调

损害呢？供血是其中最重要的一个因素。颈椎出问题会影响椎动脉的供血，椎动脉主要供应小脑的血液循环，神经结构的改变很大程度受供血影响，另外神经结构里多巴胺的缺失可能也和供血有关系，所以颈椎一出问题，椎曲紊乱、椎体旋转，就会扭曲椎动脉，影响椎动脉的供血，后循环即小脑的供血不足，中枢神经、脑细胞缺血、缺营养，脑细胞萎缩，多巴胺分泌不足导致小脑损伤，继发共济失调。

（杨宗胜、冉传生、汪双、庞飞）

21. 为什么排汗异常可能与脊椎错位有关？

答：自发性多汗是多种原因引起的局限性或全身性汗液增多症状。人体汗腺分两种，一种是小汗腺，另一种是大汗腺，它受自主神经的支配。此症在中医学里属于“自汗或盗汗”的范畴。

因为颈椎的下段，胸椎上段软组织损伤导致脊柱小关节紊乱，椎体旋转或椎曲发生改变，刺激或压迫到交感神经，会引起局部汗出异常，表现为局部的汗液排出过多（图 21）。

所以，这些爱出汗或排汗异常的人大多会伴有颈椎中下段的肌肉僵硬，酸胀或沉重、疼痛不适。还有一部分人在劳累或情绪激动的时候会汗量大增。

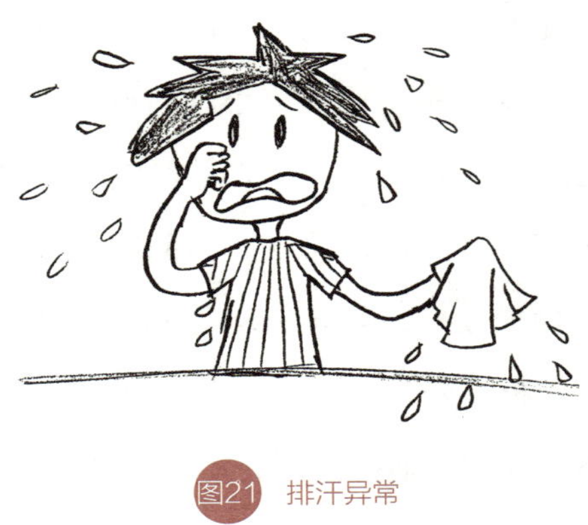

图21 排汗异常

这就是排汗异常与脊椎错位的关系所在。

（郑黎光、单衍丽）

22. 为什么颈椎不好可以影响睡眠？

答：由颈椎病引起的睡眠过多或失眠，在临床上经常见到，其中以失眠者最为多见，中医称失眠为“不得眠”或“不寐”（图22）。

失眠是由于颈部外伤、劳损或退行性改变，刺激或压迫椎动脉及颈部的交感神经丛，使脑部的供血得不到正常的保障而引起的脑供血不足，从而产生睡眠障碍。

这部分人群常常有颈部疼痛，肢体麻木、无力，甚至瘫痪以及深浅感觉障碍，往往因查不出内脏及脑部器质性病变常被误诊为“神经官能症”，若延误治疗，会使病程拖得很长。对这一类患者的治疗，根据病史、体格检查以及 X 线片，不难做出正确的诊断。

如果到中医整脊科去诊治，就能大大地节省时间和医疗费用，专科医师根据 X 线片及触摸所得结果，对发现的颈部肌肉僵硬，棘突偏歪或压痛点进行松解整复，从而恢复脊柱的内外平衡及神经、血管的生理功能，保证脑部的供血，恢复人的睡眠功能。

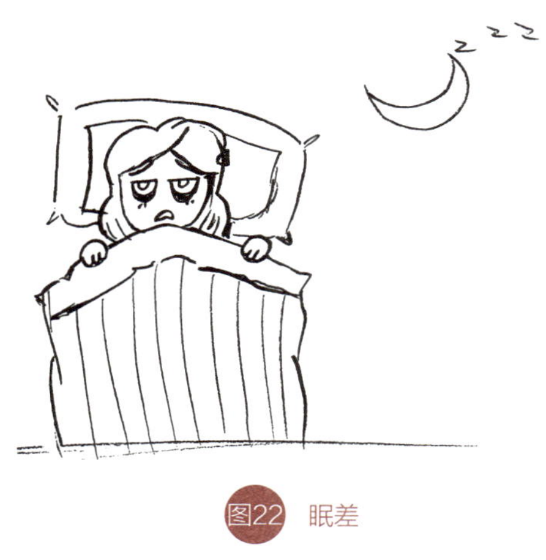

图22 眠差

（郑黎光、单衍丽）

23. 为什么腰椎不正可以引起夜尿多？

答：中医学认为，夜尿多与肾阳虚有关。肾在内，腰在外，腰为肾之外府，有诸内必行之于诸外。因腰椎的力平衡改变而引起的夜尿增多也很常见，人体排尿的反射中枢位于骶髓，但受大脑皮质高级中枢的控制，在正常情况下，大脑皮质排尿中枢对脊髓低级排尿中枢主要起抑制作用。由于腰椎错位（或者不正）会直接或间接刺激或压迫脊髓中枢，中断或减弱了脊髓低级中枢与高级中枢之间的联系，高级中枢对膀胱的反射抑制作用减弱，就会出现夜尿增多的现象（图 23）。

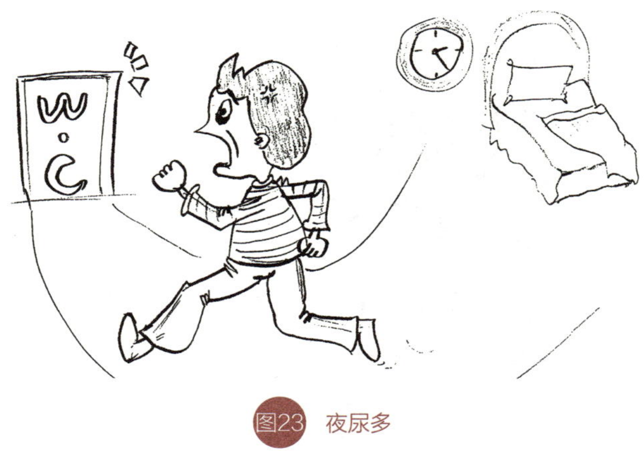

图23 夜尿多

针对以上症状，通过中医整脊手法纠正腰椎小关节错位，再配合在小腹的中极、气海、关元等穴位点穴、针刺或艾灸，都能起到很好的治疗作用。

（郑黎光、单衍丽）

24. 为什么儿童近视和颈椎不好有关?

答：儿童写作业、看手机等长期久坐，导致腰椎生理曲度变直、脊椎侧弯，继而引起颈椎的生理曲度变直或旋转错位，特别是第4、5颈椎错位时，最容易引起椎动脉受压。由于椎动脉供血不足，使大脑皮质视觉中枢血流量减低，当低于大脑组织正常代谢的需要量时，则容易造成中枢性视觉障碍，所以颈椎有错位时可以直接导致视力下降（图24）。预防的措施就是养成正确的用眼方法及保持脊柱处于正常的位置，特别是要让颈椎处于正常状态。

如果小孩的视力不好，经眼科就诊效果不好，要赶快到医院请中医整脊科的医生进行诊断并治疗，脊椎正常了，视力就会得到很好的恢复。

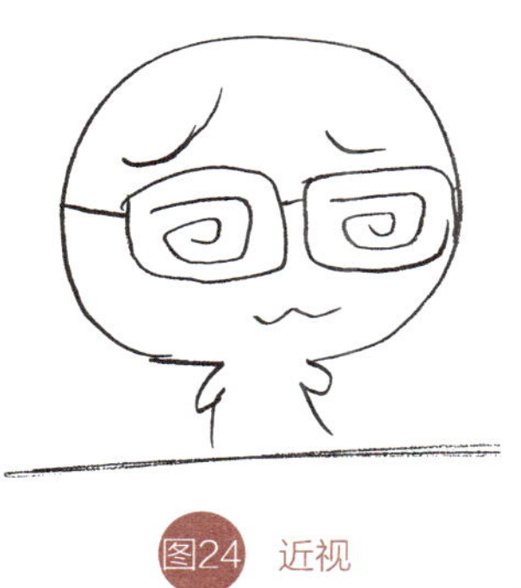

图24 近视

（郑黎光、单衍丽）

25. 为什么眼睑下垂可能与颈椎错位有关？

答：眼睑下垂（图25）就是上眼睑不能上提掩盖部分或全部瞳仁而影响视力，单侧或双侧均可以发生。中医称之为“睑皮垂缓”或“睑废”等。除了先天禀赋不足，脾肾两虚，睑肌发育不全而导致肌肤松弛之外，跟颈椎的正常解剖位置发生轻微错位，椎动脉因机械压迫或刺激引起痉挛，使椎-基底动脉系统血流减少引起脑部缺血有关，而且多为双侧发病，遇到这种情况要赶快到医院拍颈椎片确诊，如果是颈椎的错位、曲度改变要请整脊科的医生进行手法复位，理筋调曲以及功能锻炼来综合调治，否则会越来越重，严重地影响生活质量和行走安全。

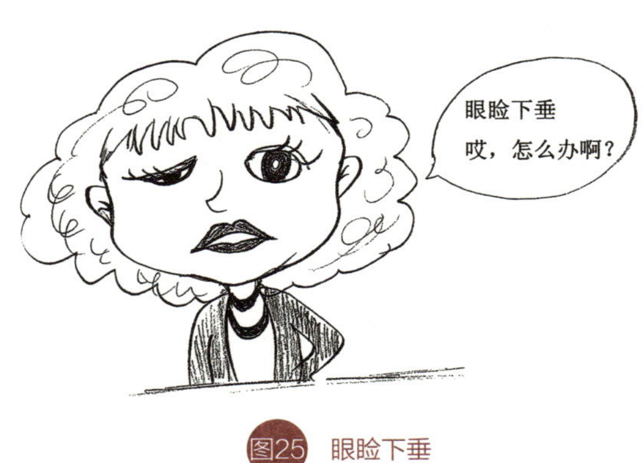

图25 眼睑下垂

（郑黎光、单行丽）

26. 为什么颈椎不好可引起颞颌关节功能紊乱？

答：先分享一个病例：男性，20 岁，大学生，颞下颌关节病，失明、头痛、颈痛、眼花、耳鸣 3 个多月。3 个月前埋头看书学习时，开始出现头痛、注意力不集中、健忘，难以入睡，白天颈部疼痛、眼花及耳鸣，张口、咀嚼食物时颞下颌关节有弹响，曾被诊断为“考试前紧张综合征”“神经衰弱”，最后被口腔科医生诊断为“颞下颌关节紊乱症”（图 26），但是经过服药、理疗及局部封闭治疗，效果均不明显。

经中医整脊科医师检查，双侧颈肌紧张，颈 1~3 横突不对称，颈 2~3 棘突偏歪，有明显压痛，颈部活动受限，两侧鼻唇沟不对称，两侧嘴角一高一低（寰枢关节错位特征），张

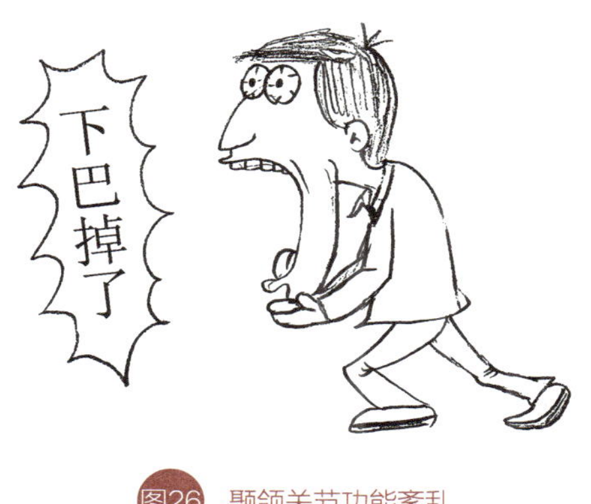

图26 颞颌关节功能紊乱

口不足 3cm，咀嚼时右侧痛及弹响，X 线检查张口位，颈 1、2 节关节间隙不对称，宽窄明显差异，最后诊断为“颈脊源性颞颌关节紊乱症”（寰枢椎脱位型）。

通过中医整脊理筋、调曲和手法复位，彻底治愈了。但这种病的预防和保健也很重要，要避免长时间的伏案工作，不要托腮看书，因为在颈前屈单手托下颌会使寰枕、寰枢关节产生前伸和侧方剪力，日久易使这两个关节劳损，肌力平衡失调而错位，所以颈椎不好的时候最容易出现颞颌关节紊乱。

（郑黎光、单衍丽）

27. 为什么这例“特发性青少年幼年性关节炎”和寰枢椎半脱位有关系？

答：2016 年，笔者在参加“一带一路”中医整脊新疆义诊期间，遇见一个 10 岁的哈萨克族男孩来就诊，男孩患了一种非常罕见的疾病——特发性幼年关节炎（图 27）。

患病 4 年多，经过西医规范化的抗风湿治疗、免疫治疗和中医药治疗，疗效均不佳，由于有脖子僵硬、胸背束缚感和关节功能障碍，家属报着希望来找中医整脊专家会诊，在详细询问患者病史过程后，几点主诉引起了笔者的注意：第一是发病前半年有头部剧烈撞击史；第二是从小容易患扁桃

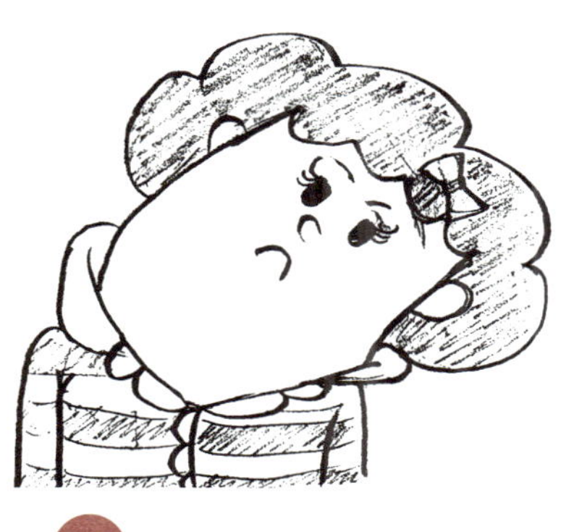

图27 特发性青少年幼年性关节炎

体炎，发病前两个月出现频繁的感冒、遗尿、腹泻；第三是发病前一个月出现扁桃体化脓、脖子痛，不能动弹。综上所述，笔者结合患者颈椎检查，怀疑其有寰枢椎半脱位，最后 X 线片证实了笔者的猜测。那么问题来了，患者罕见的病症和寰枢椎半脱位有什么关系呢？特发性幼年关节炎是一种自身免疫性疾病，就是一种人体内自己的免疫系统攻击自己身体正常细胞的疾病。人体内免疫系统的抗体原本是针对外来的抗原或体内不正常的细胞（如肿瘤细胞）进行攻击与清除，是保护身体的一种生理机制。但在一些情形下，免疫系统可能会产生出对抗自己身体内正常细胞的抗体，造成不正常的过度发炎反应或是组织伤害，进而影响身体健康造成疾病。为什么会这样呢？我们回头来看患者出问题的是第 1 和第 2 颈椎，这个位置是督脉的哑门、风府穴，是阳维脉和督脉的交会穴，而阳维脉主一身之表阳，它们位移必然导致阳维脉不能正常交汇于督脉，人体表阳如无根之水，长此以往表阳卫阳必虚，抵抗外邪能力降低及免疫力下降。另外，第1、2颈椎错位，人体为达到重力线平衡必然导致颈7胸1这个枢纽关节继发错位，这样又导致大椎穴出现位移，大椎为诸阳之会，大椎位移会导致督脉与手之三阳，足之三阳不能正常交汇，这样下去必然会影响全身之阳气。中医的阳气相当于西医的免疫系统，阳气不足导致患者自体免疫功能紊乱，此段脊髓受压相当于人体免疫系统指挥中心、司令部发生混乱，而错将人体本身组织器官、细胞当成外来物质加以攻击，攻击到脊柱即患强直性脊柱炎，攻击到四肢关节即病发幼年性关节炎，严重者会造成被攻击的器官严重发炎最终坏死。

综上所述，笔者怀疑患者的特发性幼年关节炎和寰枢椎半脱位有因果关系，随后给予患者理筋、调曲、练功、上病下调治疗方案。3天后笔者返回重庆，仍保持和患者妈妈的联系，得知孩子经过治疗后，感觉一天比一天轻松，脑袋越来越灵光，脖子也不僵硬了，胳膊也抬高了许多，心里总有那么一种莫名的感动和欢愉。

（冉传生）

28. 为什么颈椎不好易患肩周炎?

答：肩部的肌群是由颈 5 ~ 胸 1 脊神经支配的，在皮层中枢的指挥下，协调完成肩关节的运动。颈椎的损伤、劳损、炎症刺激、骨赘或颈椎的生理曲度变直或错位都会造成颈椎内外平衡失调，刺激牵拉或压迫脊神经致使支配的一个或多个肌肉发生紧张、痉挛而产生疼痛，小关节的错位又可使前斜角肌发生痉挛，交感神经纤维受刺激，还会引起肩部的血液循环不良，常伴有肩部冷厥感，而且在受风遇冷后疼痛加重（图 28），久而久之，肩关节的协调运动不同程度地受到限制，肌力减退，肌肉萎缩。由于肩关节活动障碍及交感神经受影响，肩关节中某些滑囊的滑液分泌异常而肿胀，会形成肩关节周围无菌性炎症，由于肩部的疼痛，能反射性地引起

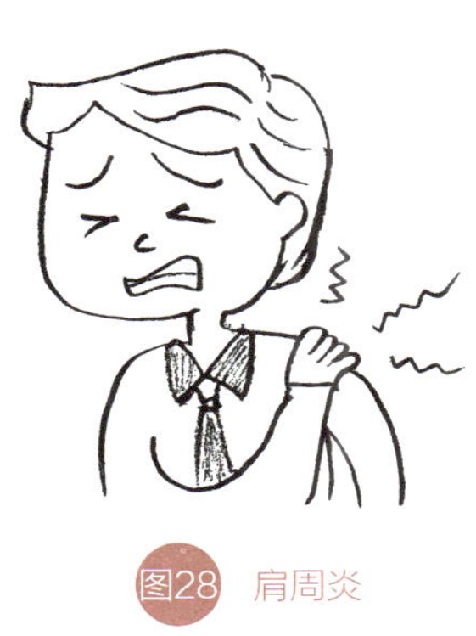

图28 肩周炎

肩周肌肉的保护性痉挛，导致关节功能受限。

这些患者常伴有颈椎病的临床表现，如颈椎疼痛、患侧肢体麻木无力等，颈椎X线片显示椎曲异常，小关节错位和椎间孔变小。

治疗时除了局部做软组织的手法疏通经络、活血止痛、滑利关节之外，必须用手法纠正错位的有关颈椎小关节，恢复脊柱的内外平衡，这样才能达到彻底治愈的目的。

（郑黎光、单衍丽）

29. 为什么颈椎不好会患网球肘?

答：一般情况下，网球肘是多发生在前臂旋前，腕关节主动背伸的时候，引起的急性或慢性劳损。当按常规治疗不见效的情况下，就得考虑是不是由于颈椎的外伤、劳损等原因导致的颈椎错位和椎曲的紊乱继而刺激脊神经所致。桡侧伸腕肌、指总伸肌及前臂旋后肌群是由桡神经（颈5~8）支配，颈椎不好刺激或压迫这些神经根，使其所支配的肌群痉挛，从而挤压行走于这些肌肉间的血管、神经，使之产生水肿和无菌性炎症，造成局部粘连肌化等表现，局部压痛同时伴有颈部疼痛，并向上肢放射。疼痛的轻重与颈椎病的症状成正比（图29）。

如果网球肘因颈椎问题所致，医者用手指触摸颈椎，可发现有颈 4~6 棘突偏歪表现，用手法为其正脊复位后可达到有效的治疗。

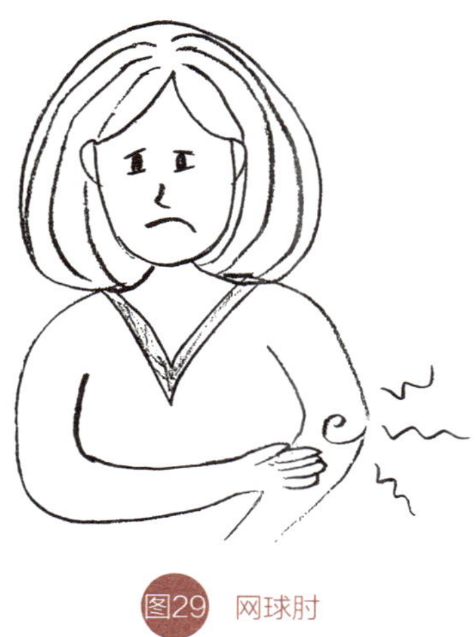

图29 网球肘

（郑黎光、单衍丽）

三 脊椎问题引起心脑血管与呼吸系统相关疾病

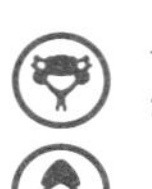

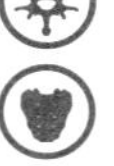

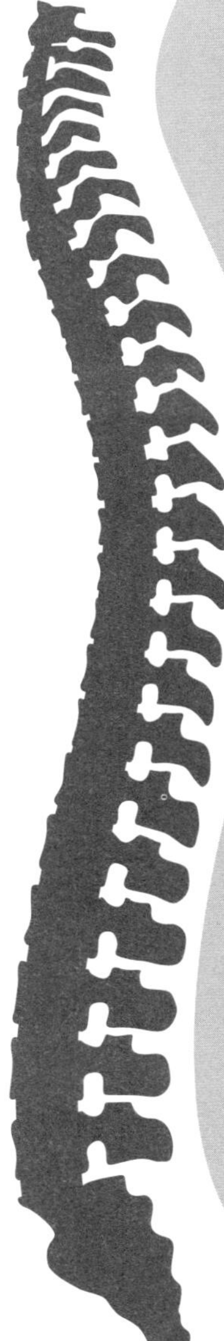

30. 为什么胸椎不好易患慢性支气管炎、慢阻肺?

答：支气管和肺脏的活动主要受迷走神经和脊髓颈 7~ 胸 3 节段发出的交感神经所支配。颈胸椎周围软组织损伤后，会引起颈胸椎小关节错位。当胸 1~ 胸 3 的小关节错位引起软组织损伤时，会刺激压迫支配肺的交感神经，其作用受到抑制，而副交感神经的作用就会增强，使支气管平滑肌痉挛，分泌物增多，膈肌运动减弱而出现胸闷、气短、咳嗽等症状（图 30），这时就会引起平滑肌痉挛、支气管扩张、支气管炎症的表现。所以，很多久治不愈的慢性支气管炎和慢阻肺我们从颈胸椎入手治疗会取得意想不到的疗效。

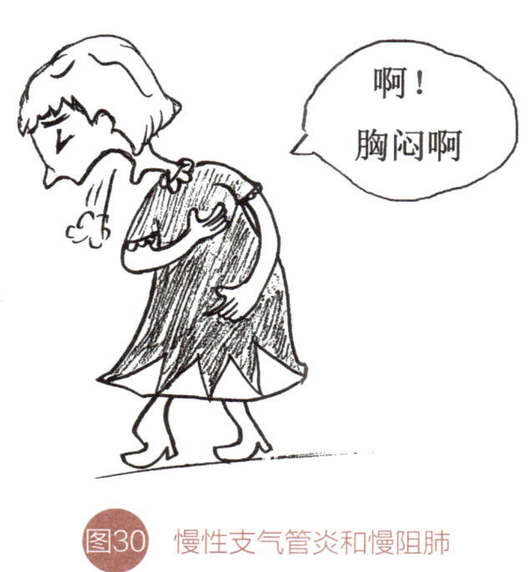

图30 慢性支气管炎和慢阻肺

治疗方法：根据X线片显示和触诊所得的结果，针对错位的颈胸椎小关节进行整脊复位，同时松解局部紧张的软组织解除交感神经的卡压以恢复器官的功能。术后吩咐患者做“以背撞墙”“挺胸扩胸”等功能锻炼，振奋肺阳、心阳，预防复发。

（郑黎光、单衍丽）

31. 为什么脊椎不好的儿童容易感冒?

答：经常感冒的儿童除了风寒、病毒和疲劳过度等因素诱发外，因为颈椎的问题引起的感冒也较常见。上段颈椎1~4周围的肌肉、筋膜、腱膜、韧带等软组织，由于急性或慢性劳损（如长时间地低头玩手机或电脑以及写字的姿势不正确等）发生颈椎的小关节错位。当颈部周围的软组织动态平衡失调时，极易牵张或因肌肉、筋膜、腱膜、韧带等软组织的紧张而压迫，伤及上交感神经节或颅底（茎乳孔）的软组织。引起交感神经或副交感神经纤维的刺激或压迫而出现的物理刺激性的神经兴奋或抑制，使所支配的器官功能发生障碍。若这种物理性刺激未能及时解除，关节错位的创伤将引起创伤性炎症而成为无菌性炎症水肿，此时神经受炎症的影响将失去正常功能，孩子的抵抗力就会下降，从而形成颈源性感冒（图31）。

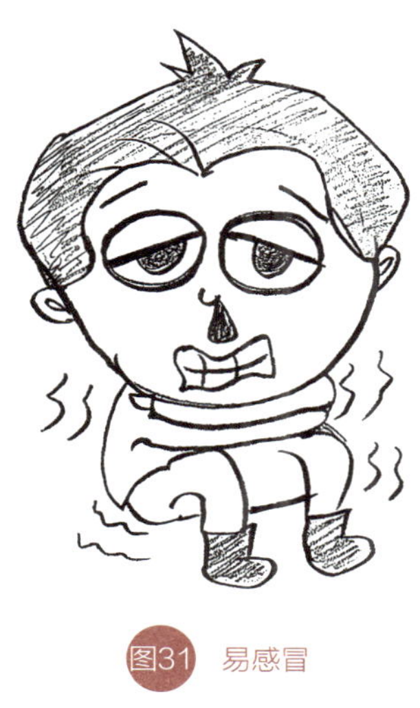

图31 易感冒

如果出现这种感冒，很多常用的药物治疗很难见效，正确的方法就是找到中医整脊科，让专科医生进行诊断和整脊复位，配合手法，针法或药物贴敷治疗，就会有事半功倍之功效。

（郑黎光、单衍丽）

32. 为什么颈椎病可能会继发脑梗死？

答：脑梗死是脑的动脉血管由于某种原因发生堵塞，血流中断，使该血管支配的脑组织失去血液供应而坏死，并产生相应的临床症状与体征，如偏瘫、偏身感觉障碍、偏育、失语等，医学上称为脑梗死，也叫脑血栓形成。根据中医整脊的理论结合解剖学的结果，颈椎的血管长时间受压，会引起脑供血不足，使脑动脉血管逐渐失去弹性或堵塞，从而形成脑梗死。当颈部肌肉韧带劳损、退化，固定关节的力量和功能减弱时，在低头或仰头时就会出现颈部关节失稳，椎曲紊乱错位，紧接着会刺激颈椎横突孔中穿行的椎动脉，使之产生痉挛收缩或扭曲变形，继而造成大脑供血不足，脑动脉硬化，大脑血流的速度变慢，这种情况下更易形成血栓，而发生脑梗死（图 32）。所以，预防和治疗颈椎病能有效地减少脑梗死的形成和发生。

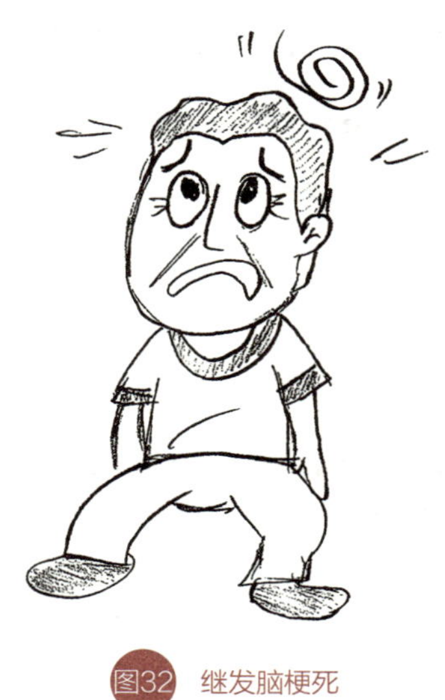

图32 继发脑梗死

（郑黎光、郑红霞、郑昊钰）

33. 为什么雷诺病可能与颈椎有关？

答：先说一下什么叫雷诺病，这是一种由肢端小血管痉挛性或功能性闭塞引起的局部缺血现象，这类患者如果暴露于冷空气中或因情绪激动会引发肢端皮肤色泽的间歇性苍白和发绀改变，同时伴有指（趾）的疼痛（图 33）。

这种病一般在受寒之后，尤其是手指与冷水接触之后发作，手指的肤色，常从手指尖开始变化，以后慢慢波及整个手指，甚至手掌，同时大都伴有颈椎病症状和自主神经功能紊乱症状，如头痛、头晕、恶心、视力模糊、心慌、出汗、上肢麻木、双手颤抖等，最典型的特点是随着颈椎病情的轻重变化，手指的变化也随着或轻或重，所以，雷诺病与颈椎病有直接的关系。

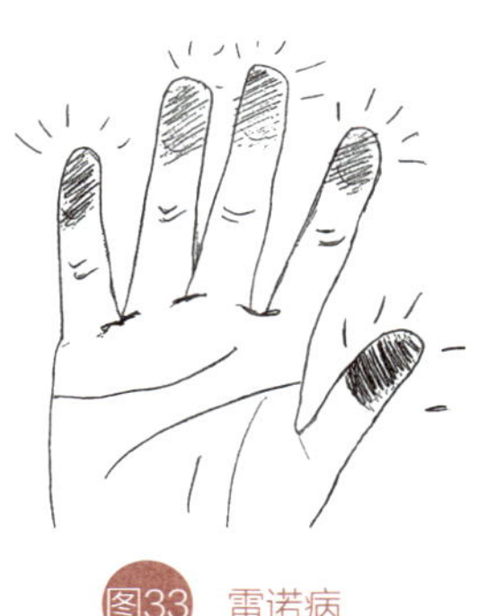

图33 雷诺病

（郑黎光、郑红霞、郑昊钰）

34. 为什么颈胸椎不正易患“冠心病”？

答：冠心病的全称是“冠状动脉粥样硬化性心脏病”，是指供给心脏营养物质的血管——冠状动脉发生严重粥样硬化或痉挛，使冠状动脉狭窄或阻塞以及血栓形成，造成管腔闭塞，导致心肌缺氧的一种心脏病，亦称缺血性心脏病。颈椎或胸椎小关节错位，椎曲紊乱或肌肉韧带的劳损、紧张，特别是颈椎的第 6~8 对神经和胸椎第 1~5 神经受到了压迫从而引起内部心肺的失调，就很容易引起心肌梗死或者猝死（图 34）。所以保护好颈椎和胸椎的关节，肌肉韧带的正常是预防

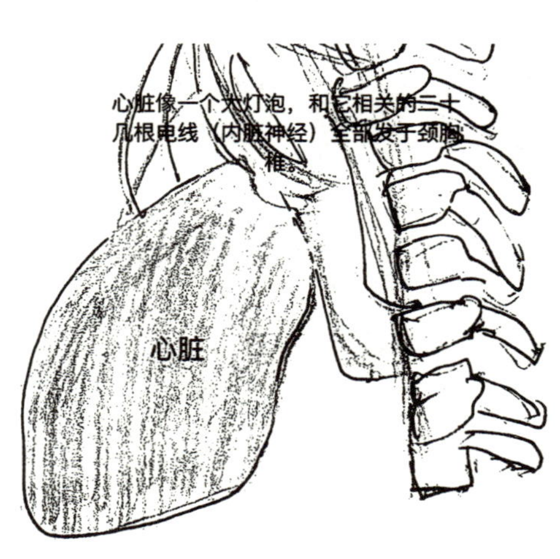

图34 颈胸不正易患“冠心病”

和治疗冠心病的一条主要途径和思路。

另外，胸椎上段（胸 1~5）损伤亦可产生类冠心病及心律失常的症状，胸交感神经干位于胸椎前侧，由 10~12 对胸神经节及其节间支连接而成，其中上 5 个胸交感神经节，节后神经纤维分布达心深处，该神经称之为胸心神经，胸心神经和颈椎交感神经发出的心上、中、下神经等共同组成心丛，对冠状动脉的收缩产生影响。所以胸椎上段损伤，通过胸心神经作用于心脏亦可产生类冠心病及心律失常的症状。

治疗时采用中医整脊理论指导下的“理筋、调曲、正骨、练功”，恢复颈胸椎小关节或椎体的力学平衡，往往能取得明显优于药物治疗的效果。

（郑黎光、郑红霞、郑昊钰）

35. 为什么青壮年的“猝死”可能和颈椎胸椎错位有关系？

答：提起“猝死”不由得让人心痛和恐惧，中老年人猝死特别常见，但是近几年有关青壮年猝死的报告已经很频繁地出现在各类媒体的报导上（图 35）。

2005 年 1 月 4 日上午 10 时，北京一所学校一名 17 岁高中男生在操场打篮球时倒地身亡。同一日上午 11 时，吉林省一名大学生在期末考试过程中突然发生猝死，还有很多壮年

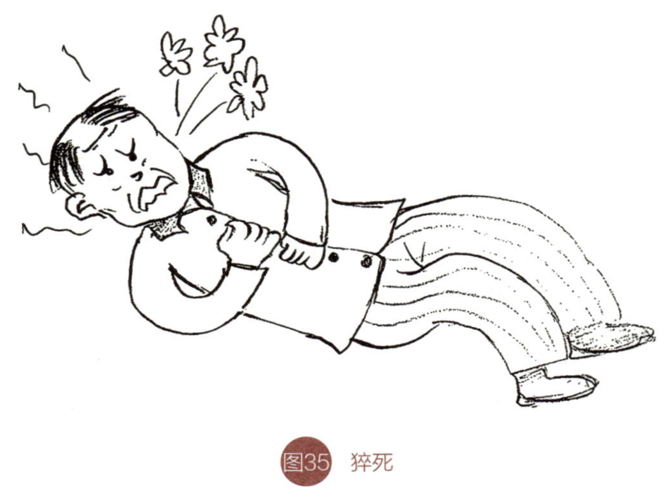

图35 猝死

精英人才或领导人物，包括许多优秀的医生在内也“抢占了”猝死阵地的前沿。

这些令人心痛的“猝死”者，告诉大家一个不争的事实，由于过度或不合理的学习和工作的姿势，导致肌肉韧带僵硬或变性，诱发颈椎或胸椎的小关节错位、椎曲改变，而压迫或刺激如前所述（冠心病章节）的胸心神经，致使心肌缺血性坏死而最终“猝死”。

所以，经常要重视写字或工作的姿势，定期找中医整脊医师进行检查，发现问题及时整脊复位，加之正确的练功，这些都是自我保命的好习惯。

（郑黎光、郑红霞、郑昊钰）

36. 为什么说大多数骨质增生不但对人无害反而有益？

答：说起骨质增生，有许多人都有恐惧感（图 36），很多医生也拿它没有好办法，只有让患者去理疗或进行对症处理，很少关心它的来龙去脉。实际上随着医学的发展，人们逐渐意识到，骨质增生根本就不是病，而是人体的韧带在附着点，从硬化—钙化—慢慢变性的过程中的一种表现，是附着在骨面的韧带骨化的结果。这是由于人体在工作、学习中为了代偿过度劳损所形成的保护措施，只有出现临床症状时，比如疼痛、麻木或其他不适症状时，去医院拍摄 X 光片后才会被发现。以前临床报告都写骨质增生、骨刺，后来才逐渐改正

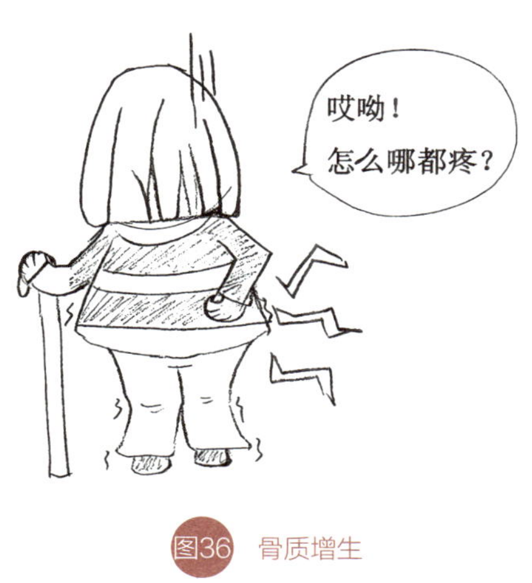

图36 骨质增生

为退行性病变，也就是老化的表现。但是很多儿童或年轻人的骨质增生又没法解释了，针刀医学从病因学的角度来认识骨质增生，在人体内部有三大力的作用即拉力、压力、张力，随之有相应的应力出现，人体为了保护局部的力平衡才“长出”骨质增生。可是，因为局部高压的影响，连血管壁都会出现骨化现象，所以，那些增生是因为力的转移所引起的，软组织的钙化也是为了帮助骨骼承受人体组织变形而出现的来自各方面的力量或重量，以保护人们正常姿势和行动。所以，这才是骨质增生的“好处”。

（郑黎光、郑红霞、郑昊钰）

37. 为什么很多 20 年前找医生看腰椎病的患者现在都有严重的颈椎病？

答：人的脊椎就像一棵大树，腰骶椎是树根，胸椎是树干，颈椎是树巅。脊柱要健康必须达到重力线平衡，整个脊柱实际上是以腰椎（树根）为重心的圆运动。说简单一点，腰骶椎就是整个脊柱的座子，现代人的脊柱病就是久坐坐出来的。很久前医生就发现一个有趣的现象，许多 20 年前找医生看腰椎间盘突出的患者，现在都是很典型的颈椎病，俗话说“上梁不正下梁歪”，下梁不正上梁肯定不正，腰椎不正、胸椎不应，“胸椎不响，颈椎甭想”。人的腰椎是整个脊柱的力学基础，腰椎变直的患者颈椎多半变直或反张，腰椎曲度加大颈椎曲度多半加大。多年前找医生看椎间盘突出的患者当时腰椎肯定有侧弯，随着时间推移腰椎侧弯并发胸椎反向侧弯，最后胸椎侧弯一定并发颈椎侧弯，椎曲紊乱，力学失衡压迫神经，扭曲血管，牵扯肌肉韧带而出现各种症状。所以，隔了 20 多年这些患者就继发了颈椎病（图 37）。

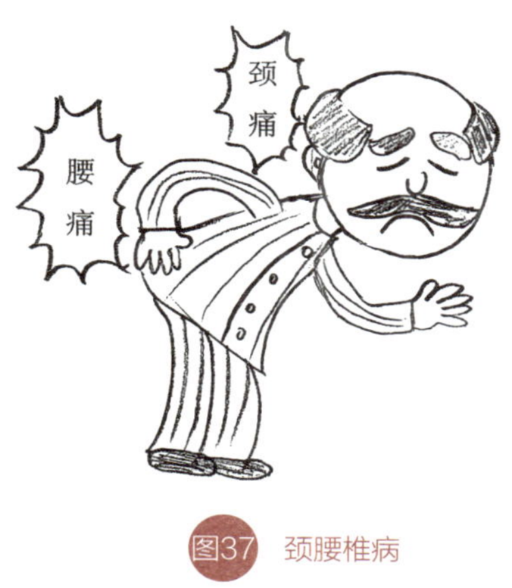

图37 颈腰椎病

（杨宗胜、陈世忠）

38. 为什么脊椎做了手术的患者往往身体虚弱?

答：目前，从国外到国内，许多脊柱病的治疗都选择了手术，比如颈椎病的前路和后路手术，椎间盘摘除术或脊椎融合术等。手术使人体的完整性，特别是人的经络、先天元气、脊椎正中线的督脉，遭到人为“破坏”，给身体带来的损伤是很难修复的。即便手术者的技术再高超，在缝合各层组织的时候，肉眼看见很整齐，也无法达到“原装”结构的完整性和精密吻合性，而且在整个手术的前、中、后过程中，人的情绪和恐惧带来的能量消耗，加之术中的出血，术后的组织修复都需要消耗大量的“气血津液”来进行。还有大量的药物进入体内，消炎药或者抗生素的苦寒之性又伤及脾胃的消化吸收功能，引起术后气血严重亏虚，所以做过手术的患者都会出现长期的或短期的身体虚弱（图 38）。

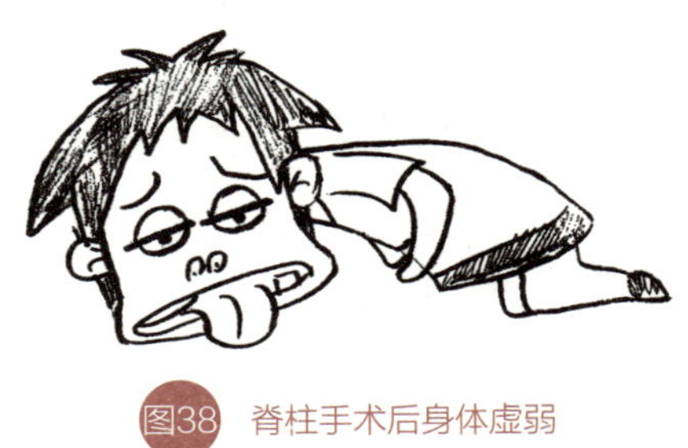

图38 脊柱手术后身体虚弱

为了防止或避免手术带来的“伤害”，应该尽量采取中医整脊的方法即针灸、推拿、拔火罐、针刀以理筋，手法正骨牵引以调曲（脊柱的结构性改变），功能锻炼（健脊操）来巩固疗效。在不伤“元气”的情况下让脊椎病恢复健康。

（郑黎光、郑红霞、郑昊钰）

四 脊椎问题引起消化系统相关疾病

39. 为什么脊椎不好易患胃痛?

答：胃痛原因有很多种，除了到正规医疗机构按传统的思路和方法治疗之外，还有一种特殊的胃痛，那就是因为颈椎病或胸椎小关节紊乱而诱发的脊柱源性胃部疼痛或不适（图 39）。

先了解一下，人的植物神经中枢在下丘脑，其神经系统又叫内脏神经，不受人的意志所支配，主要负责内脏器官的营养调节、腺体分泌和平滑肌的舒缩功能。当患有脊椎病时，

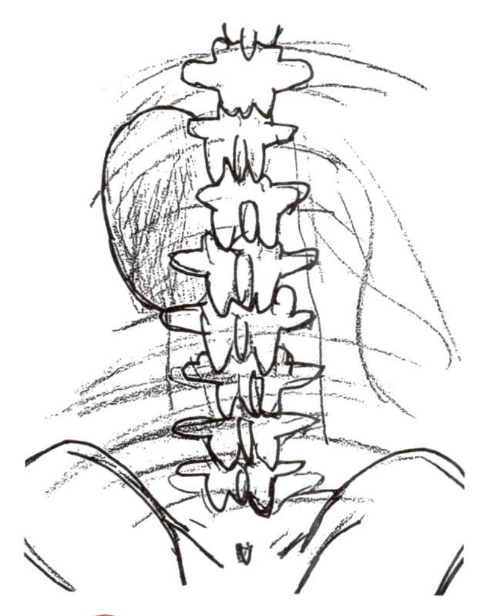

图39 颈胸椎错位卡压胃交感神经引起脊柱源性胃痛

由于脊椎的小关节错位，椎曲改变，肌肉和小韧带的紧张或椎间盘突出等，对分布在颈部的丰富交感神经受体产生了强烈刺激。

当交感神经兴奋增高时，胃肠分泌和蠕动就受到抑制而出现口干、胃液缺乏、消化不良、食欲减退，甚至恶心呕吐等症状。如果副交感神经（迷走神经）兴奋性增高时，胃酸分泌增多，蠕动加快，消化亢进，就容易发生溃疡病。所以患有胃痛的患者按常规疗法治疗效果不佳时，就要到医院进行脊椎方面的检查，如果发现诸如小关节错位、椎曲紊乱，棘突偏歪或棘间不等或明显压痛的时候，必须进行整脊复位，以解除脊椎病对交感神经及副交感神经的压迫刺激，从而恢复脊柱的内外平衡，清除胃痛的“病根”。

（郑黎光、郑红霞、郑昊钰）

40. 为什么脊椎不好易腹泻?

答：腹泻俗称“拉肚子”，是临床上常见的症状，本病有急性和慢性之分，腹泻超过两个月就属于慢性腹泻。

今天我们讨论的是脊椎相关的慢性腹泻，它与颈、胸椎病的关系最为密切，因为下丘脑常被认为是调节内脏神经的高级中枢，边缘叶对内脏的活动调节主要是通过下丘脑往下传递。

颈胸椎因慢性软组织损伤导致椎体小关节不稳，椎体旋转位移，刺激或压迫了椎动脉或交感神经而发生血管痉挛，出现椎－基底动脉供血不足，继发下丘脑缺血，反射性刺激视前区和视上区（也就是副交感神经中枢），从而导致内脏神经功能失调，使交感神经的正常生理功能受到抑制，而副交感神经的功能占优势，使胃肠蠕动增强，并增进胃液、肠液、胆汁和胰液的分泌，此时最容易腹泻（图 40）。

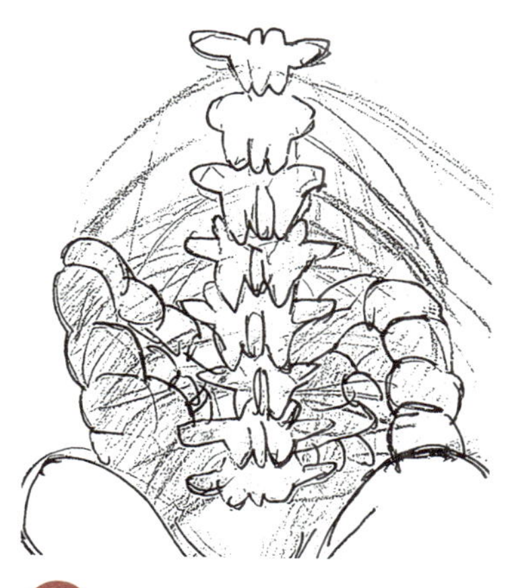

图40 脊椎错位会卡压扭曲和肠有关的内脏神经而致肠功能紊乱

如果让整脊科的医师看病的话，他们就会对偏歪的棘突予以纠正，恢复其正常的解剖位置，使内外平衡统一、协调，从而完成体内的生理功能，腹泻也就得到有效的治疗了。

（郑黎光、郑红霞、郑昊钰）

41. 为什么下胸段向右侧弯的人易患肝病?

答：肝脏是人体内脏里最大的器官，位于右上腹。常见的肝病有肝炎、肝硬化、肝脓肿、肝癌等。因为从脊椎下胸段的椎间孔发出的内脏神经支配肝脏，而肝脏又位于右上腹，所以下胸段向右侧弯，局部结构变化，引起周围的软组织损伤，小关节错位，就会压迫相应的内脏神经，影响其传导，甚至可以压迫肝脏的生存空间，影响肝脏的工作效率，阻碍血液循环，干扰正常的生理功能，从而引发肝脏相关疾病（图 41）。如果纠正了下胸段向右侧弯，就可以解除神经受压，改善局部的微循环和血液流变学，肝病的症状也可以得到相应的缓解。

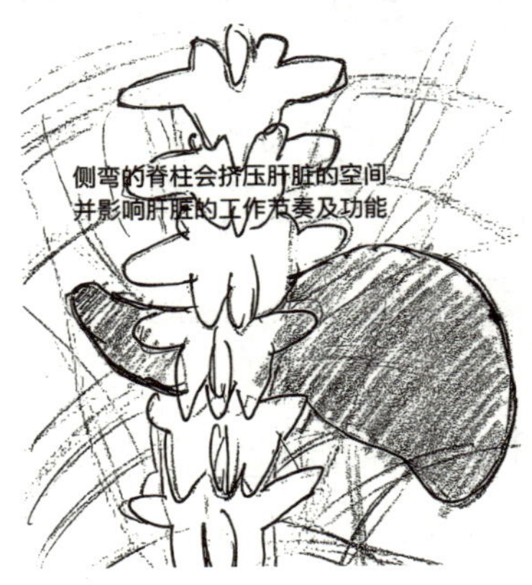

图41 侧弯的脊柱会挤压肝脏的空间并影响肝脏的工作节奏及功能

（王弟红、杨宗胜）

42. 为什么慢性胆囊炎与胸椎紊乱有关？

答：慢性胆囊炎是由急性或亚急性胆囊炎反复发作，或长期存在的胆囊结石所致胆囊功能异常的一种疾病。该病容易反复发作，难以治愈。

现代神经生理学研究证实胆囊炎与自主神经功能紊乱有密切关系。胸椎小关节紊乱，尤其是胸 8~10 小关节紊乱，会使其周围的正常结构发生改变，刺激或压迫相应的自主神经，使其功能发生紊乱，造成胆囊的奥迪括约肌及胆囊管痉挛，使胆汁不易排出，发生胆汁淤积，从而使胸椎、右上腹、肋弓缘等部位出现肌紧张、结节、条索、压痛点等病理反应（图 42）。

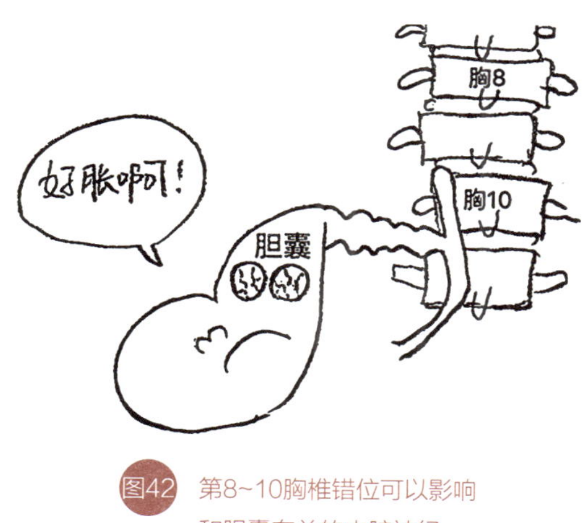

图42 第8~10胸椎错位可以影响和胆囊有关的内脏神经

因为人们通常不把慢性胆囊炎与胸椎紊乱联系起来治疗，所以会存在久治不愈的现象，对于慢性胆囊炎，长期内科治疗疗效不佳者应考虑胸椎紊乱的可能。

（王弟红、冉传生）

43. 为什么胃下垂与脊椎有关?

答：胃下垂是由于膈肌悬吊力不足，支撑内脏器官韧带松弛，或腹内压降低，腹肌松弛，导致站立时胃的最低点超过脐下二横指。胃下垂可引起胃肠功能低下和分泌功能紊乱，出现饱胀不适、厌食、嗳气、便秘、腹痛等症状，餐后站立过久和劳累后加重。

脊椎由椎骨组成，脊神经从两块椎骨形成的椎间孔穿出，脊神经中的内脏神经支配心肺、肝胆、胃肠道等器官的功能。如果脊椎出现问题，内脏神经受损，那么相应的器官的功能也会受损，就会导致膈肌下降（图 43a），腹腔压力降低，出现胃下垂。其中，支配膈肌的神经即膈神经，由颈 3~5 神经组成，颈椎出现问题，膈神经受损，也会影响膈肌的力量。脊椎同时参与形成胸腔、腹腔，若脊椎出现问题，则胸腔、腹腔的结构及其所容纳的脏器也会出现问题而出现胃下垂（图 43b）。

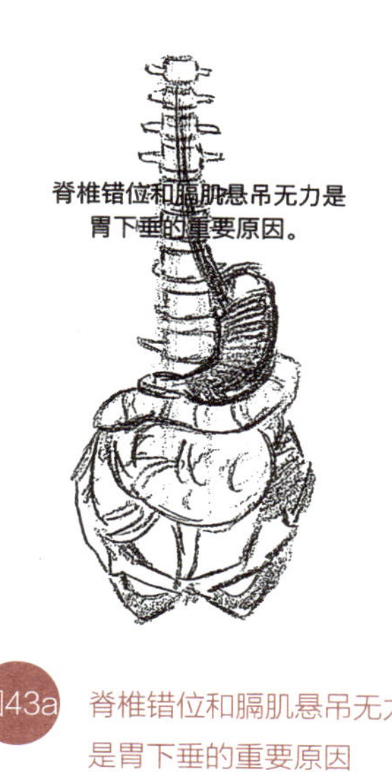

图43a 脊椎错位和膈肌悬吊无力是胃下垂的重要原因

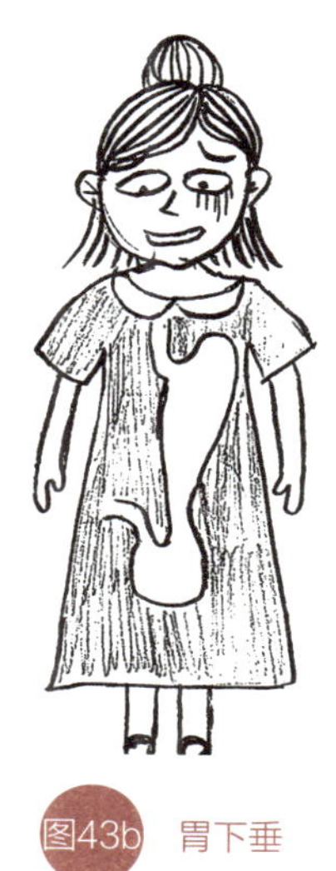

图43b 胃下垂

（王弟红、冉传生）

44. 为什么慢性胃炎与胸椎不正有关？

答：慢性胃炎大多数是由饮食不节引起的各种慢性胃黏膜炎性病变，是一种常见的疾病。大多数患者常无症状或有程度不同的消化不良症状：如上腹隐痛、食欲减退、餐后饱胀、反酸等。

近年的研究表明，胸椎的小关节紊乱也常是导致慢性胃炎的病因，这类慢性胃炎长期服药难以根治。由于胸椎间盘及其韧带退变、外伤、长期不良姿势等，破坏了胸椎内外平衡，导致胸椎小关节错位、椎旁软组织无菌性炎症，刺激或压迫调节胃肠道舒缩和分泌功能的胸椎旁交感神经，增加胃酸分泌，破坏胃黏膜，而纠正胸椎不正可以减轻这种压迫，使支配胃的神经功能恢复正常。因此，在长期用药物疗法治疗慢性胃炎时，若症状一直没有明显改善，就要考虑到胸椎不正引起顽固性慢性胃炎的可能（图 44）。

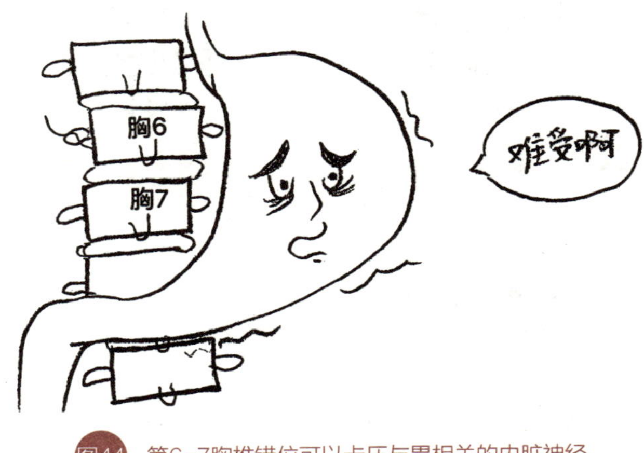

图44 第6~7胸椎错位可以卡压与胃相关的内脏神经

（王弟红、杨宗胜）

五 脊椎问题引起妇科相关疾病

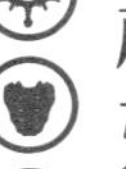
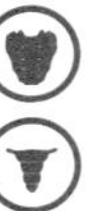

45. 为什么“大腹便便”与腰椎有关？

答：生活中大腹便便，拥有“啤酒肚”身材的人越来越多，通常人们容易理解腹部肥胖会让身体的重心前移，增加腰椎的负担，容易引起腰椎不正、腰椎间盘突出症等疾病，却忽视了腰椎的问题也会引起大腹便便。腰大肌位于腹腔内，腰椎前面，它不但是维系腰椎前面最重要的肌肉，而且还承担了兜住腹部内脏的功能。很多大肚子的人是因为久坐，腰椎曲度变直，腰大肌松弛，导致内脏和腹部脂肪自然向下坠，给人的感觉大腹便便。另外，人体的 5 个腰椎是活动幅度最大、承受身体重量最多的地方，很容易出现腰椎错位等疾病。椎体错位相应的腹腔脏器的生理活动、正常位置就会发生改变，其功能就会受影响，代谢能力就会下降，造成腹部脂肪囤积，从而形成大腹便便的体型（图 45）。而大腹便便又加重腰椎的损害，所以二者是互相影响的。

（王弟红）

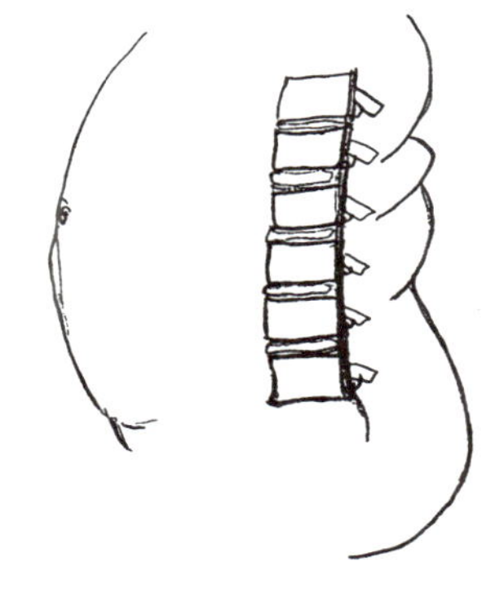

图45 大肚子和腰椎变直、腰大肌松弛有关

46. 为什么上胸段侧弯的女性易患乳腺增生?

答：乳腺增生是妇女常见的非炎症、非肿瘤的乳腺疾病，一般认为其发病原因是由于女性体内雌激素与怀孕激素平衡失调，致使雌激素长期刺激乳腺组织，再加上又缺乏怀孕激素的节制与保护作用，乳腺导管和小叶在周而复始的月经周期中增生过度导致复旧不全而发生。

随着近年来中医整脊和脊柱病因学的研究，人们逐渐认识到上胸段的脊柱侧弯、胸椎小关节错位也是导致乳腺增生的原因之一。按照神经节段分布分析，3~5 胸椎椎间关节错位，压迫了支配乳房的自主神经，影响了乳房的气血运行，使乳房气血瘀滞，久瘀进而导致了乳腺增生（图 46）。除局部治疗外，可点揉手太阳小肠经小指末节尺侧的少泽穴调养，配合第 3~5 胸椎的夹脊穴按揉治疗。

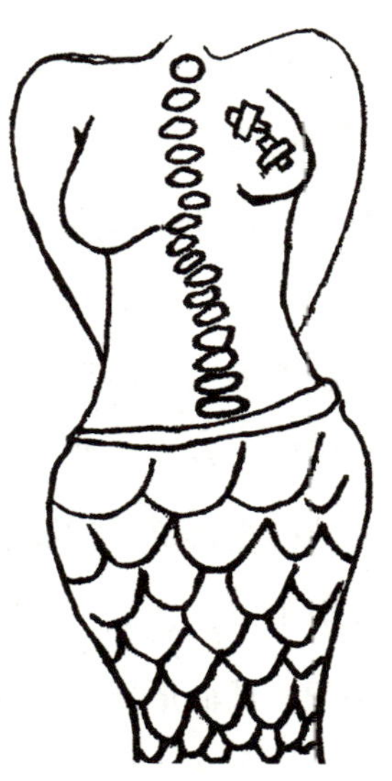

图46 上胸段脊椎侧弯及错位是女性易患乳腺增生的重要原因

（陈永亮、杨宗胜）

47. 为什么乳腺癌与胸椎紊乱有关?

答：女性乳腺是由皮肤、纤维组织、乳腺腺体和脂肪组成的，乳腺癌是发生在乳腺上皮组织的恶性肿瘤。99% 的乳腺癌发生在女性，男性仅占 1%。乳腺癌已成为当前社会的重大公共卫生问题。

现代医学的研究癌症产生原因很复杂，但从中医讲万病皆生于气，气滞则血瘀，久瘀则易患癌症。胸椎后关节紊乱可以引起胸椎侧弯，胸廓双侧不对称，导致督脉和肝胆经脉位移，从而影响督脉。肝经胆经的经络堵塞不通，不通则血瘀，生百病。现代人久坐，胸椎侧弯、小关节紊乱卡压扭曲和乳腺相关的内脏神经，严重影响乳腺的代谢、工作节奏和正常功能以及相应脊神经支配区域组织的感觉和运动功能障碍，再加上生活工作压力又大少有宣泄。上段胸椎紊乱长期得不到有效治疗或误诊，气血壅滞，为癌细胞在乳腺生根发芽创造机会，就会导致乳腺癌等疾病（图 47）。现代研究女性定期点按肝俞、膻中、膈俞等穴可能有预防乳腺癌的作用。另外，抑郁是癌症之门，保持乐观豁达的心态也是预防所有癌症的良方。

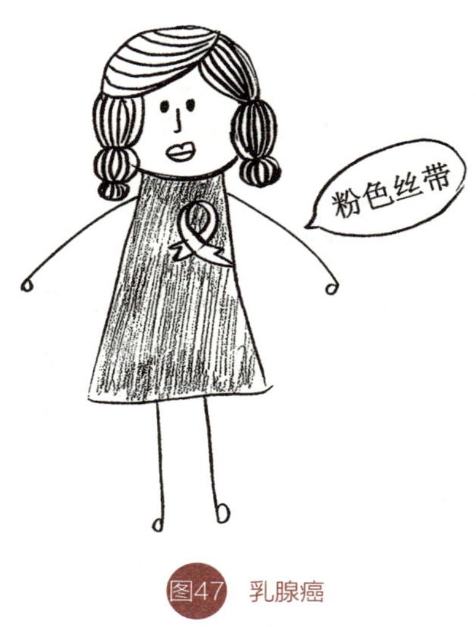

图47 乳腺癌

（陈永亮、杨宗胜）

48. 为什么脊柱不正是妇科病的根源？

答：如果把人体比作一棵生命之树，那么脊柱就好比是树干。生命之树要想枝繁叶茂，脊柱这个主干就必须要挺拔健壮。反之，如果脊柱出了问题，会影响到全身的健康。妇女的生殖器官（子宫、卵巢、输卵管）是靠骶骨、两侧髂骨组成的骨盆内壁的韧带来稳定其正常的生理位置。脊柱不正则影响到骨盆的结构，进而影响盆腔所有器官的位置、功能、工作节奏。另外，支配生殖系统功能的神经，主要是来自交感神经系统，也有一部分来自脊髓和副交感神经系统。脊柱不正则引起相应的内脏神经卡压损伤，刺激交感神经功能，特别是支配盆腔脏器系统功能的腰骶丛交感神经的功能，从而影响盆腔所有内脏的功能。因此临床上有“脊柱不正是女性妇科病之源”的说法（图 48）。

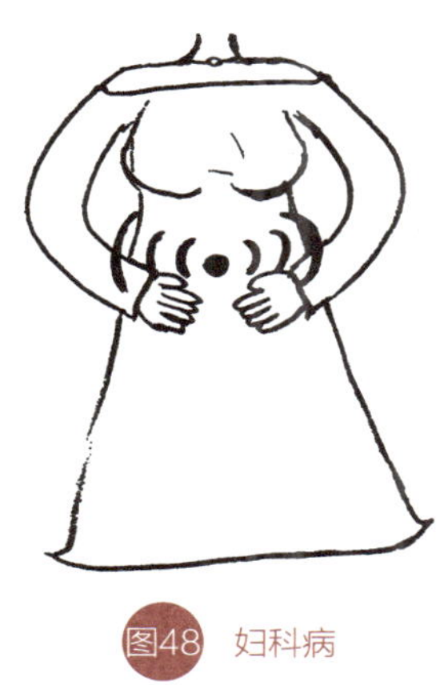

图48 妇科病

（陈永亮、杨宗胜）

49. 为什么脊柱不好可能引起妇女不孕？

答：脊柱侧弯是骨盆旋移最重要的一个因素，骨盆是人体的基座，也是孕育胎儿的“金屋”，子宫、卵巢均位居其中。解剖生理学的研究表明：妇女的生殖器官（子宫、卵巢、输卵管）是靠骶骨、两侧髂骨组成的骨盆内壁的韧带来稳定其正常的生理位置，而生殖系统功能的神经支配，特别是子宫，主要是来自交感神经系统，也有一部分来自脊髓和副交感神经系统。子宫的供血供氧和舒张收缩、卵巢的排卵分泌等功能，均受位于脊柱－骨盆周围的自主神经支配，脊柱侧弯移位、骨盆倾斜不但会挤压子宫、卵巢的生存空间和律动，也可使植物神经受到挤压、牵拉，进而影响到自主神经所支配的子宫、卵巢的功能。脊柱不正临床上除表现为腰骶部的酸胀累外，部分还可引起不孕（图49）。所以孕前的脊柱－骨盆功能评估非常重要！也就是说：要想孕育宝宝，他（她）所居住的“房屋”准备好了吗？因此，临床上妇女不孕长期找妇科看不好的患者不妨看看骨伤科、中医整脊科。

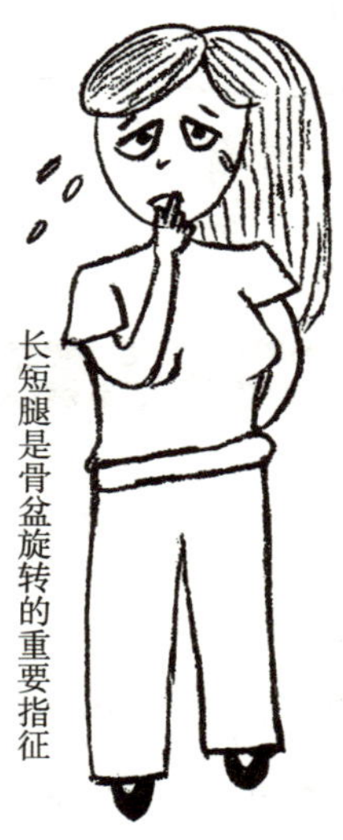

图49 脊柱侧弯骨盆不正可引起不孕

（陈永亮、杨宗胜）

50. 为什么腰骶椎不好易患子宫肌瘤?

答：妇女的子宫是靠骶骨、两侧髂骨组成的骨盆内壁的韧带来稳定其正常的生理位置。而支配子宫功能的神经，主要是来自交感神经系统，也有一部分来自脊髓和副交感神经系统。颈上神经节（颈 1~3）节后纤维与颈脊神经连接并相互吻合，颈神经损伤可刺激交感神经功能，也可影响到整个交感神经系统，特别是支配子宫功能的腰骶丛交感神经的功能。骶丛由腰骶干（腰 4、5）以及全部骶神经和尾神经的前支组成；骶丛位于盆腔内，在骶骨及梨状肌前面，髂内动脉的后方。骶丛分支分布于盆壁、臀部、会阴、股后部、小腿以及足肌和皮肤。所以，如果腰骶椎不好，盆壁的血脉运行就不通畅，容易患子宫肌瘤（图 50）。

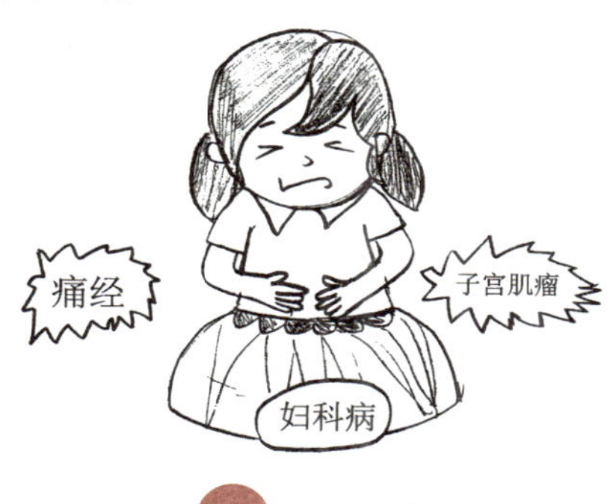

图50 子宫肌瘤

（陈永亮、杨宗胜）

51. 为什么妇女腰椎不好可能导致“性冷淡”？

答：一次小聚，朋友龙哥喝得闷闷不乐，我趁没人的时候，问他怎么回事，龙哥酒后吐真言：近两个月，太太每次都拒绝性生活，说是不舒服。我问龙哥：“嫂子是否腰有问题？”龙哥：“没听她说过。”我说：“带嫂子到医院来看看吧！”我们门诊时发现，不少长期腰痛的妇女，往往会出现性冷淡。性冷淡是指性欲缺乏，通俗地讲即对性生活无兴趣，也有说是性欲减退。我们知道，下胸椎有问题，会出现肾亏、性功能改变、不孕症、下腹痛且凉、生殖器官表面痛痒等问题，第 2、3 腰椎的自主神经支配女性的子宫和膀胱，如果有问题，会得子宫、卵巢病，导致月经不调，膀胱、子宫功能受到影响。这些都是导致女性性冷淡的基础疾病。龙哥带太太来医院就诊，经过问诊，原来，她腰痛有一年了，开始是腰痛，慢慢出现腹痛，以为是妇科病，但是到妇科门诊没检查出什么问题，于是越来越担心，每次性生活时腹部更加疼痛，发展到现在对性生活有恐惧感（图 51）。经过对腰部的治疗，两周后，龙哥便高兴地告知我，他夫妻的性生活恢复了，甚至比之前的质量更高了。这个案例提醒我们，腰痛后出现腹痛时，可能对妇女生殖器功能已经产生影响了，如果不及

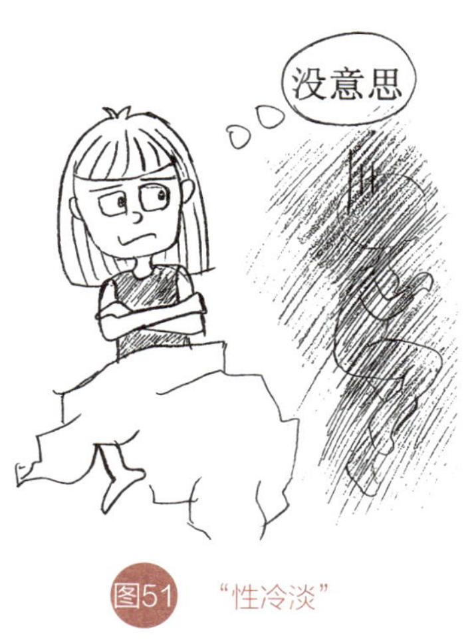

图51 “性冷淡”

时治疗，功能性疾病会进一步发生器质性病变，那时可能治疗起来就会非常麻烦了。

（陈世忠、杨宗胜）

52. 为什么妇女白带多与骶髂关节紊乱有关？

答：护士小刘经常腰骶部疼痛，经检查腰椎和骶髂关节未见异常，开始时热敷可以减轻症状，几个月以后，热敷已经无效了，于是到整脊门诊就诊，诊断为骶髂关节紊乱，经手法纠正和指导功能锻炼一周后痊愈。两周后又到门诊，找到帮她治疗的医生问：“我现在不但腰不痛了，连半年的白带增多现象也正常了，之前因为白带多，在妇科门诊检查也没有查到原因，难道骶髂关节紊乱会导致白带增多吗？”医生告诉小刘：“骶髂关节紊乱会影响骶前盆腔内的自主神经功能，从而影响到女性生殖器的分泌和自我清洁功能，导致白带增多。所以，如果有不明原因的白带增多（图 52），就要考虑骶髂关节是否有问题。如果是骶髂关节紊乱所致的白带多可以不药而愈的。

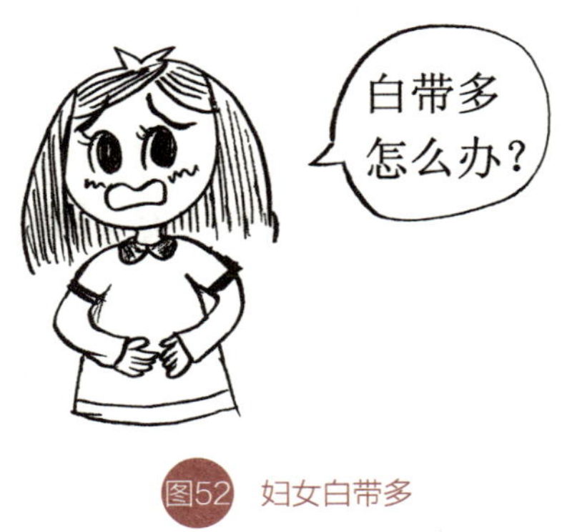

图52 妇女白带多

（陈世忠、杨宗胜）

六 脊椎问题引起内分泌相关疾病

53. 为什么颈椎不好容易引起甲亢?

答：45 岁的老刘颈椎不舒服有大半年，有时候甚至影响睡眠，但有时休息好点就没有明显不舒服，所以也没太在意，最近一个月他总是觉得无端端地心慌心跳，吃饱饭后没多久又觉得饿了，还总是出汗，到医院一检查，医生告诉老刘得了“甲亢”，听老刘陈述完近期的情况后，医生说这是颈椎病引起的（图 53）。

甲状腺功能亢进症简称“甲亢”，是由于甲状腺合成释放

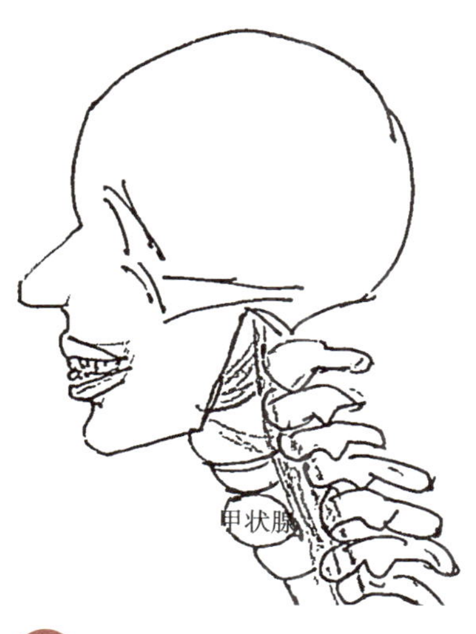

图53 甲状腺的位置与功能和颈椎密切相关

过多的甲状腺激素，造成机体代谢亢进和交感神经兴奋，引起心悸、出汗、进食和便次增多和体重减少的病症。多数患者还常常同时有突眼、眼睑水肿、视力减退等症状。临床上发现，患甲亢的患者，许多都患有颈椎病，有些是有明显的颈部疼痛症状，而大部分是没有颈部的明显不适，却表现在血压高、头晕头痛等，这部分颈椎病患者，大多数都有睡眠欠佳的表现，长时间睡眠质量不好，会对身体的免疫功能造成影响，从而导致甲亢，而甲状腺拥有丰富的神经支配及血液供应。颈椎不好时，会影响这些支配和营养甲状腺功能的神经和血管，也就会导致甲状腺功能异常，甚至引起甲亢。

（陈世忠、杨宗胜）

54. 为什么颈椎不好容易长痤疮?

答：痤疮又叫青春痘，在很多青年人群中非常普遍。痤疮经久难愈，有时好些，但稍不注意，比如吃些煎炸、辛辣的食物或者熬夜后又会发作和加重。为什么痤疮这么难治呢?痤疮是发生在毛囊皮脂腺的慢性皮肤病，病因多种多样，其中一个最主要的原因就是内分泌功能失调，从而导致毛孔堵塞。毛孔堵塞以后，毛囊里面的油脂排不出来，越积越多就形成一个个小痘痘，青春痘就是这样发生的。临床调查显示，大多数脸上长痘的人，都患有不同程度的颈椎病，有些患者颈痛加重时，明显看到脸上的痤疮数量会增加。为什么会这样呢？我们知道，交感神经和副交感神经功能异常时，会导致内分泌失调。而颈椎前筋膜前分布有两组交感神经的星状神经节，颈椎不适时，因为炎症或者错位的刺激，会影响交感神经的正常工作而使内分泌功能失调，从而影响毛囊皮脂腺的正常分泌，导致痤疮的发生。所以，颈椎不好的人就容易长痤疮（图 54），而想让痤疮不复发，调理颈椎是不可或缺的重要步骤。

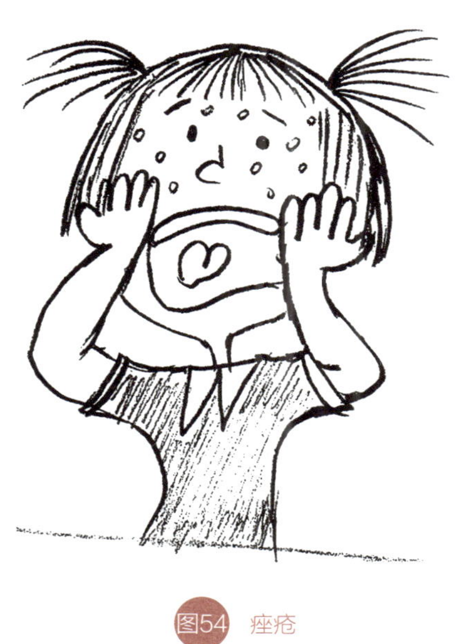

图54 痤疮

（陈世忠、杨宗胜）

55. 为什么下胸段向左侧弯的人易患糖尿病?

答：广东省某市做了个成年人侧弯普查，发现侧弯角度在 30° 以上的患者中，有大约 30% 的人患有糖尿病，而这部分人中大约 80% 的下胸段是向左侧弯曲的。为什么下胸段向左侧弯的人容易患糖尿病呢？我们知道：胰脏是长形扁平的腺体（也称胰腺），淡红色，长约 12cm，厚约 2.5cm，重约 80g，位于左上腹部的后腹膜腔内，在胃的后面，横行于腹后壁，相当于第 1、2 腰椎间的水平，胰脏有两部分，一是胰腺，是外分泌腺，产生胰液；二是胰岛，胰岛就像大海中的岛屿，是胰脏内一堆又一堆的细胞构成的器官，胰岛是内分泌腺，产生胰岛素。所以，胰脏是人体内唯一的一个既是外分泌腺又是内分泌腺的腺体，是一个特殊的脏器。下胸段侧弯可导致支配胰脏的植物神经因为脊柱的不平衡而失去正常的调节功能，而胰脏大部分在腹腔左侧，下胸段向左侧弯时，因为挤压而影响了胰脏的血液供应，就像一间被重物压得变了形的房子里，还断水断电的，里面的人住久了肯定会不舒服，所以下胸段向左侧弯容易导致糖尿病（图 55）。

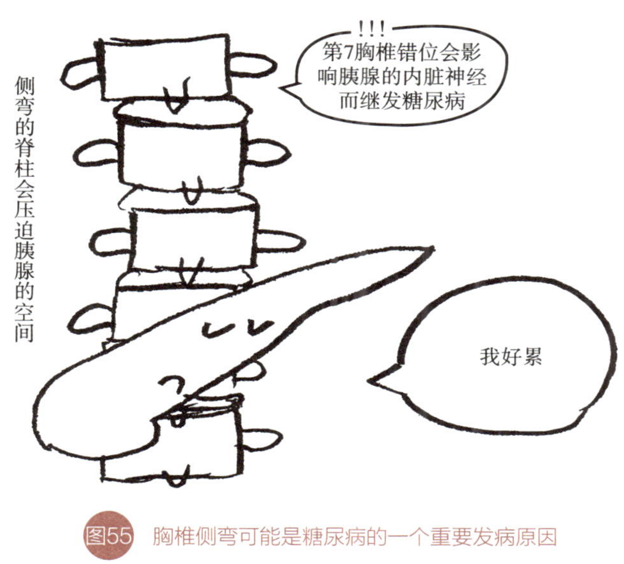

图55 胸椎侧弯可能是糖尿病的一个重要发病原因

（陈世忠、杨宗胜）

56. 为什么男子阳痿早泄与腰椎有关？

答：引起阳痿早泄（图 56）的原因很多，但其中之一与腰椎有关。因为抑制阴茎勃起的神经为交感神经，发自第 12 胸椎 ~ 第 3 腰椎的脊髓节段。如果腰部肌肉劳损或外因致腰椎关节移位时，局部软组织、椎间盘等发生损伤，支配阴茎组织的交感神经纤维通过变形椎间孔的骨性狭窄处时可受到刺激和压迫，也可因局部组织炎症及粘连的牵拉刺激，使盆腔内交感神经的兴奋性增高，对阴茎的抑制性增强出现阳痿。

阳痿与早泄是控制中枢兴奋与抑制两方面协调失衡的两种表现。若通过锻炼加强腰肌功能，则脊柱的稳定性较好，不容易发生结构紊乱，保障正常性生活。

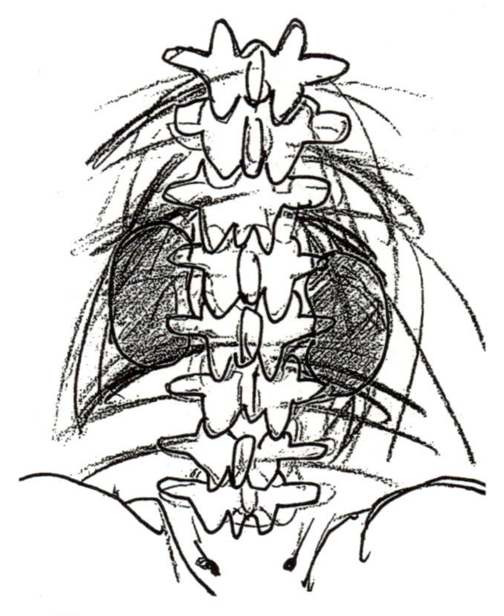

图56 “腰为肾之府”，腰不好肾也不好

（单衍丽、郑黎光）

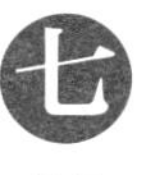

其他

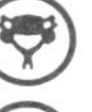

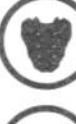

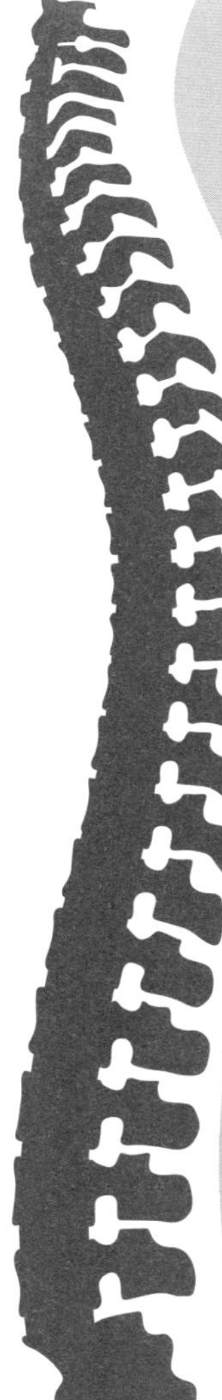

57. 为什么脊柱不好容易过敏？

答：过敏是过敏性疾病的简称，主要指过敏性鼻炎、过敏性哮喘、过敏性结膜炎、荨麻疹等变态反应性疾病。过敏反应本是机体对环境中过敏原的一种保护性反应，但反应过度就会生病。IgE 免疫球蛋白是过敏反应的介质，正常人血清内含量极低，而过敏者血清内含量异常增高，身体处于致敏状态。IgE 免疫球蛋白是由淋巴组织产生的，当支配淋巴组织的自主神经不幸被脊柱挤压时，就会发出异常信息，淋巴组织亢奋大量生产球蛋白，于是容易发生过敏反应。信息时代，电脑办公或玩手机游戏导致人脊柱结构异常的现象增多，如脊柱侧弯、脊柱曲度异常、关节紊乱、椎体增生、间盘突出，所以过敏性疾病也在不断上升（图 57）。

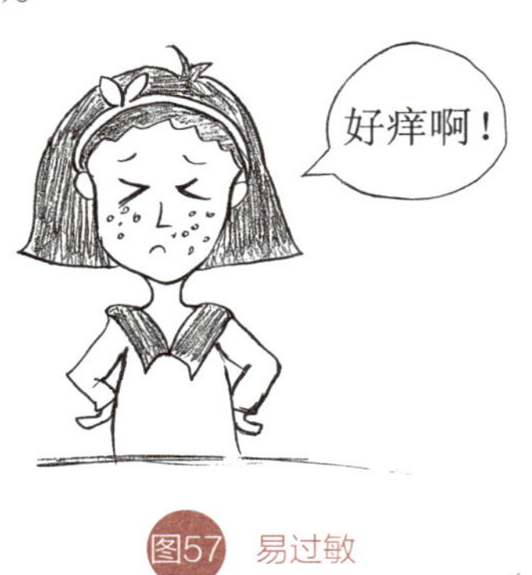

图57 易过敏

（单衍丽、郑黎光）

58. 为什么皮肤干燥综合征可能和脊柱不正有关?

答：干燥综合征（图 58）是以侵犯泪腺、唾液腺等外分泌腺为主的慢性自身免疫性疾病，主要表现干燥性角结膜炎、口腔干燥。这种自身免疫性对唾液腺的侵害是由于腺体间有大量淋巴细胞浸润，腺体导管管腔或扩张或狭窄，唾液腺上皮细胞被破坏发生萎缩，腺体功能受到严重损害而造成的。腺体中过多的 $CD4^{+}T$ 淋巴细胞、$CD8^{+}T$ 淋巴细胞来自于胸腺。脊柱不正支配胸腺的自主神经在相应脊柱位置受到挤压，便功能亢进产生过多淋巴细胞，连锁反应产生大量自身抗体或异常抗体，这些抗体作用靶器官和靶细胞，使其功能混乱。就像大量的 $CD4^{+}T$ 淋巴细胞存在泪腺、唾液腺中使组织结构

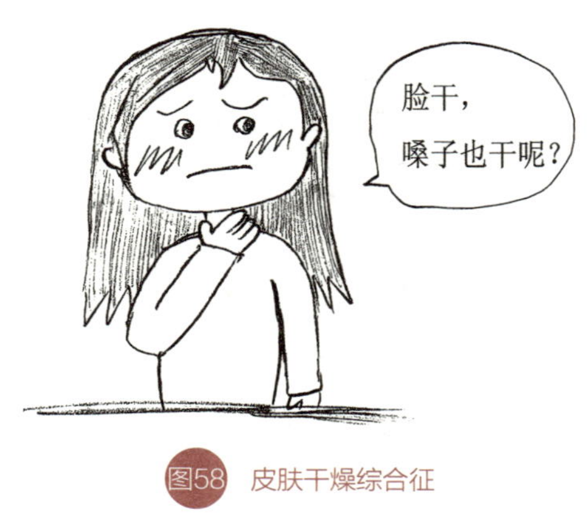

图58 皮肤干燥综合征

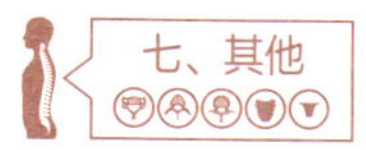

破坏，腺体功能丧失，结缔组织增生，人就会眼干、口干舌燥、严重者进食及吞咽困难、舌痛及舌面干裂，甚至累及重要内脏器官。

（单衍丽、郑黎光）

59. 为什么系统性红斑狼疮可能和脊柱有关？

答：系统性红斑狼疮（图 59）是多见的免疫系统疾病，是一种特发的自身免疫性疾病，以 T、B 细胞的异常活化、产生自身抗体为特征。当体内 T 细胞异常活化后驱使 B 细胞产生自身抗体，自身抗体导致血管内壁损伤，容易发生血栓，如动静脉血栓、流产、多发性脑梗死性痴呆、肺动脉高压，

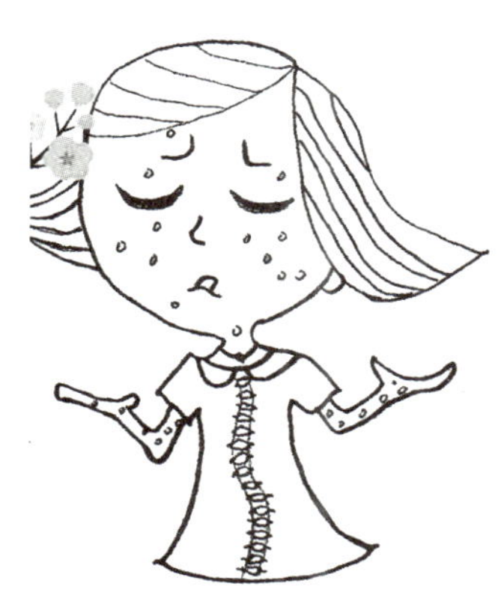

图59 免疫功能紊乱与人类的中轴线失衡有关，督脉阳气不彰

还可导致狼疮性肾炎等。来自骨髓、脾等部位的原始淋巴细胞进入胸腺后，分化发育成T细胞的过程中受到干扰，则有可能异常活化。研究发现，交感神经和迷走神经的活动程度不同，胸腺的功能状态也不一样。当脊柱病变时，会挤压交感神经和迷走神经，影响其功能，“城门失火、殃及鱼池”，胸腺分泌胸腺素含量下降，T、B细胞功能异常，导致疾病发生。

（单衍丽、郑黎光）

60. 为什么自发性血小板缺乏紫癜可能和脊椎错位有关？

答：自发性血小板缺乏紫癜（图60）又称免疫性血小板缺乏紫癜，它的发病为一连串的免疫反应。原因是体内产生了对抗血小板的抗体，此抗体和自己的血小板结合，很快被体内网状内皮系统清除造成血小板减少症。血小板减少会有口腔黏膜出血、皮肤瘀斑、血尿、胃肠道出血，最严重的并发症是颅内出血。发生这种异常现象的核心在于自身免疫质和量异常。现代人久坐，腰背部肌肉功能失衡引起脊柱旋转侧弯，当支配胸腺和脾脏的神经在脊柱相应部位受到卡压、扭曲时，胸腺可以生产劣质的T细胞，传递错误信息，最终造成血小板被破坏，出现紫癜。因此脊柱疾病不容小觑！

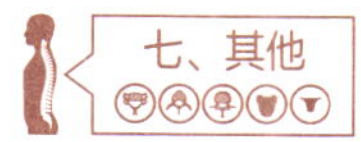

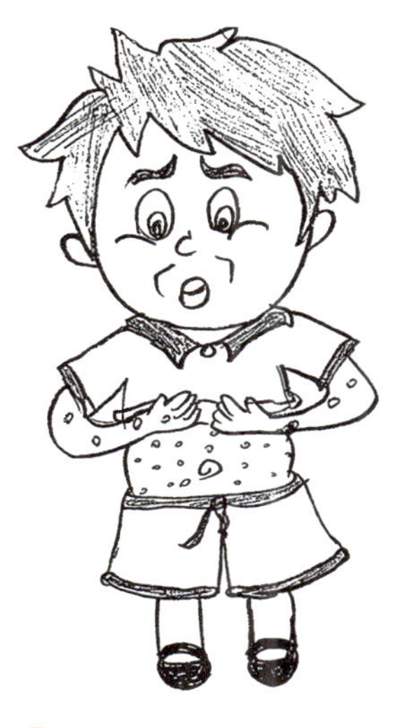

图60 自发性血小板缺乏紫癜

（单衍丽、郑黎光）

61. 为什么顽固性耳鸣耳聋和颈椎错位有关系？

答：一直以来，人们都认为，耳鸣耳聋就是耳部出现了问题。但是治疗耳部往往没有太好的效果。实际上在互联网快速发展的今天，随着智能手机，电子产品的普及，颈椎病的发病率越来越高，所以经过西医高压氧，扩血管等常规治疗而疗效不佳的耳鸣耳聋患者应考虑颈源性耳鸣耳聋症，该病有以下特点：①在耳鸣前往往有眩晕病史；②X片显示颈椎椎曲紊乱、错位；③脑血流显示椎动脉有痉挛或流速减慢；④西医常规治疗效果不佳。这种患者经中医整脊理筋、调曲、练功可以获得非常神奇的疗效。其发病机制如下：颈椎椎曲紊乱错位可以影响椎动脉的供血，椎动脉的一个分支从小脑前下动脉分出的迷路动脉进入内耳道，主要供应内耳血液；其主干向前为耳蜗总动脉，一条分支向后为前庭动脉前支，耳蜗总动脉在内耳道里分为两个终末支，前后分别为螺旋蜗轴动脉与前庭耳蜗动脉。迷路动脉的各个分支在到达耳蜗和前庭器官之前，都要经过扭曲或螺旋状行走，这种解剖形态特点，决定其较易发生微循环障碍，从而引起耳鸣和耳聋。颈部的急、慢性损伤或退行性改变、椎曲紊乱、旋转错位就会卡压和耳朵相关的脊神经致其紊乱，也可以刺激或卡压、扭曲椎动脉，发生椎－基底动脉系统供血不足或迷路动脉血管反射性痉挛，从而导致内耳血循环急、慢性障碍，引起耳鸣和耳聋（图61）。而老年颈椎病患者同时还多有不同程度的脑动脉硬化症，更加重内耳血循环障碍

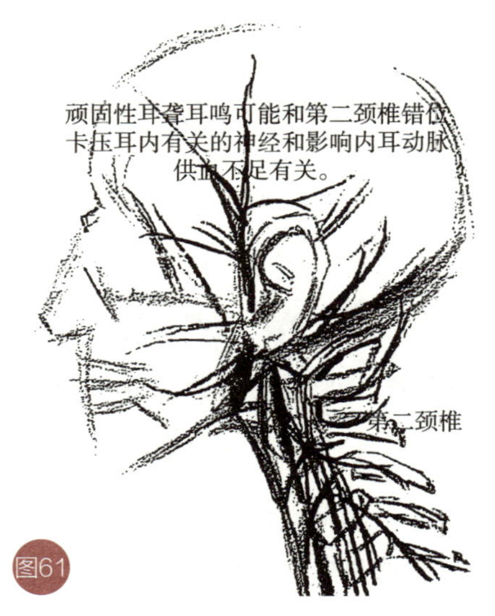

图61

而发此病。所以，颈源性耳鸣耳聋的治疗重点是纠正颈椎的椎曲紊乱、旋转、移位和周围软组织损伤，以恢复椎动脉对迷路动脉的供血。中医整脊治疗顽固性耳鸣耳聋大有可为。

（杨宗胜、陈世忠）

62. 为什么顽固性咽部异物感可能和颈椎错位有关系？

答：分享一例病例：43 岁男性，因说话提不起气、咽部异物束缚感伴胸闷、心悸 3 个月来诊，患者在多家三甲医院做完了喉部、食道、心脏和肺部的各种检查，甚至包括心脏造影，都没有发现问题，各科专家都没让患者做颈椎相关检查。我吩咐患者去做一个颈椎的核磁共振和 X 光片检查，结果一出来我大吃一惊，患者颈椎反张、侧弯，第 4~5 颈椎间盘一巨大脱出伴颈椎椎管狭窄，可以说患者是一个典型的颈源性咽部异物感和胸痛症（图 62）。

颈椎和咽部关系相当密切，该患者颈椎的反张和侧弯可以直接压迫颈交感神经和椎动脉，引起椎 – 基底动脉供血不足，后颅窝神经核血循环障碍致舌咽神经和迷走神经支配的咽部组织感觉紊乱，颈椎椎曲紊乱变形直接引起颈肌的保护性痉挛，牵张和压迫颈前软组织而出现咽部异物感，颈交感神经受累，交感神经兴奋，心肌缺血致心悸怔忡，颈神经受

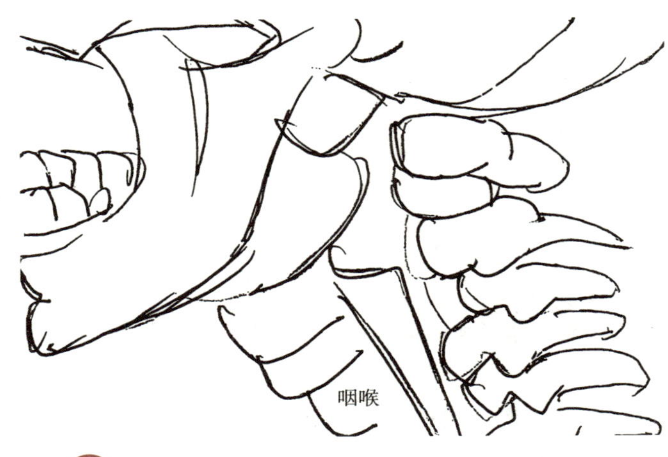

图62 颈椎与咽喉结构相邻，关系密切，它的病损会刺激或压迫咽部出现感觉异常

累致胸闷胸痛。由于患者颈椎间盘脱出巨大伴椎管狭窄，西医建议手术，患者惧怕手术，再加上一直没有脊髓受压症状，患者愿意尝试中医整脊保守治疗，经理筋调曲、上病下治4周，患者的椎曲改善，症状缓解，皆大欢喜。

（杨宗胜、陈世忠）

63. 为什么特发性震颤可能和颈椎错位有关系?

答：特发性震颤（图63）是最常见的运动障碍性疾病，主要为手、头部及身体其他部位的姿位性和运动性震颤。本病的震颤，在注意力集中、精神紧张、疲劳、饥饿时加重，

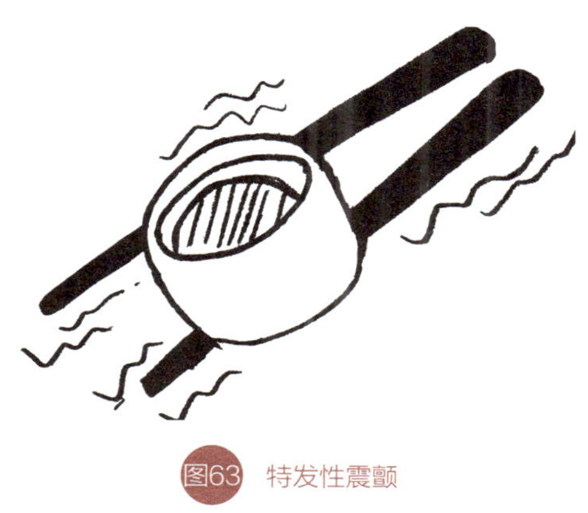

图63 特发性震颤

多数病例在饮酒后暂时消失，次日加重。特发性震颤病因目前并不清楚，异常振动的中枢神经系统“起搏器”的位置尚不清楚，因此推测中枢性振荡器被外周反射增强或抑制，调节震颤的产生和震颤幅度。

人类颈椎里的脊髓是全身唯一既有中枢神经也有周围神经的区域，它们之间互相交汇，可能影响震颤的有交感神经兴奋和锥体外束、锥体外系功能紊乱、小脑缺血。颈椎病也可能是特发性震颤病因之一。国内学者发现该病患者大多存在颈椎不同程度的错位、椎曲紊乱等，颈椎问题不仅影响椎体外系和锥体外束在颈髓节段的供血和功能，还影响平衡协调、精细控制相关功能。也会改变椎动脉的正常形态结构功能，颈椎错位也可以卡压、扭曲椎动脉导致椎动脉痉挛，流速减慢，引起后循环 – 小脑长期的供血不足，继发基底神经节，交感神经供血不足。交感神经和基底神经节一旦缺血，它们就会一直处于饥饿状态，就像人没吃饱一样，神经调控失灵就出现了各种震颤。从这个角度讲，颈椎问题可能是特发性震颤不可忽视的一个重要因素。

（杨宗胜、陈世忠）

64. 为什么荨麻疹频发和脊柱不正有关系？

答：荨麻疹俗称“风疙瘩”，是由于皮肤、黏膜、小血管扩张及渗透性增加而出现的一种局限性水肿反应，一般很快消退，但易反复发作。病因涉及免疫功能紊乱、食物、药物、精神因素等，中医学认为，荨麻疹多为卫表不固、卫阳不足、肝气不舒、气血不足等导致邪正相搏于肌肤，寒热、气血互搏于肌肤，该病最核心的病因是免疫功能紊乱和卫阳不足。

现代人久坐伤脊，而脊柱为督脉所行之路，为阳脉之海，主督全身之阳气。主管卫阳的经脉是阳维脉，在颈椎的哑门穴、风府穴与督脉交汇，这个位置是人体的第 1 和第 2 颈椎，它们一旦错位，必然导致阳维脉不能正常交汇于督脉，人体表阳如无根之水得不到补充，长此以往表阳卫阳必虚，抵抗外邪能力降低。上梁不正下梁歪，人体颈胸腰相互影响，一二颈椎错位，人体为达到重力线平衡必然伴随颈胸腰的紊乱错位，这样又导致大椎、命门、脾俞穴出现位移。大椎为诸阳之会，大椎位移会导致督脉与手之三阳，不能正常交汇于督脉致肺阳不足，肺气不宣致内外风邪郁于皮肤腠理之间不得宣泄而诱发荨麻疹。脾俞错位致脾阳不足，命门、肾俞穴错位致命门火衰肾阳不足。现代研究证明脊柱为人体最大的免疫系统，肾主先天之阳，脾主后天之阳，脾肾肺阳虚即人体免疫功能下降、紊乱，即诱发荨麻疹（图64），并且经久不愈。所以临床中如有经常规治疗疗效不佳的荨麻疹患者，不妨找中医整脊医师看看，可能会获得意想不到的神奇效果，正所谓“脊柱正，百病消”。

（李建军、杨宗胜）

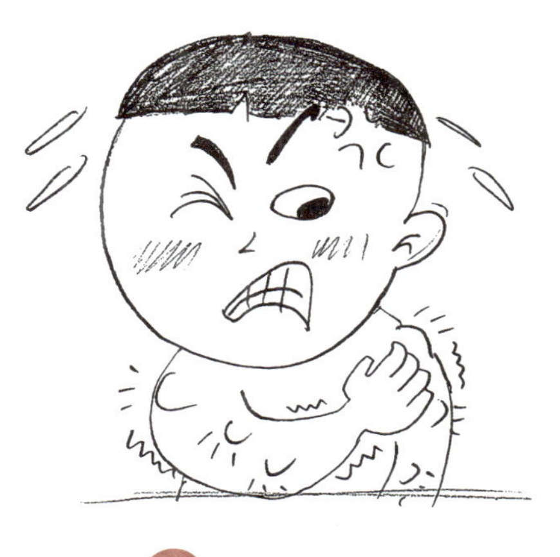

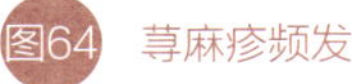
图64 荨麻疹频发

65. 为什么老年性痴呆可能和颈椎不正有关?

答：老年性痴呆（AD）是一种起病隐匿的进行性发展的

神经系统退行性疾病，是大脑皮质高级功能全面损害退化的结果，临床上以记忆障碍、失语、失用、失认、视空间技能损害、执行功能障碍以及人格和行为改变等全面性痴呆表现为特征，病因迄今未明。

曾经有一例患者我记忆特别深刻，患者是我们县医院 20 世纪 70 年代的一名妇产科医生，因为我记得母亲说过我是由她接生的。患者来就诊时痴呆已经很严重了，就认老伴一个人，连子女都不认识了。我详细地询问了患者病史，其他因素没有什么特殊的，就一点我记忆很深，患者从 20 岁开始就有很严重的头晕病史，当时诊断为“梅尼埃病”，每年都发好几次，这种情况持续到三十几岁，记忆力就下降非常严重，丢三落四的，四十几岁就开始出现轻微的痴呆，不到六十岁就出现了严重的老年性痴呆。从这个时候我就有疑问，痴呆是否和颈椎有关？是否和大脑供血有关？脑供血不足可能是 AD 发病的根本原因之一，人的大脑需要的血流量非常大，而且对缺血、缺氧非常敏感，缺血、缺氧后可导致脑细胞和神经元大量坏死而致痴呆。人体大脑的供血主要来源于颈动脉和椎动脉，而椎动脉是供应大脑血液的重要通道，其主要负责对大脑后 1/3 即后循环供血（图 65a），后循环中的很多区域和人类与语言及意识、思维记忆力功能有关。一旦颈椎不正，退变，椎体旋转、椎曲紊乱即可扭曲压迫穿行于颈椎横

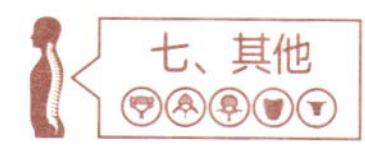

突孔的椎动脉，影响椎－基底动脉血液循环，引起血管腔狭窄或血管痉挛，通过的血流量减少，会导致所供应的脑区发生供血不足，脑细胞和神经元被渴死，饿死，使其大小脑功能低下，不能正常运行，外邪入侵而诱发痴呆。尤其是合并有颈动脉狭窄的老年人，脑缺血程度更重，慢性脑缺血引起遗忘等认知功能下降，如果不加合理的治疗，长此以往，可能会出现“痴呆”（图 65b）。颈椎椎曲紊乱、骨刺也会压迫刺激交感神经和脑神经使植物神经紊乱，交感神经兴奋降低，副交感神经兴奋，会引起老年人的抑郁，抑郁也是导致痴呆的一个非常重要的因素。所以预防颈椎病是防止脑缺血、脑退化、老年性痴呆的最重要手段之一。

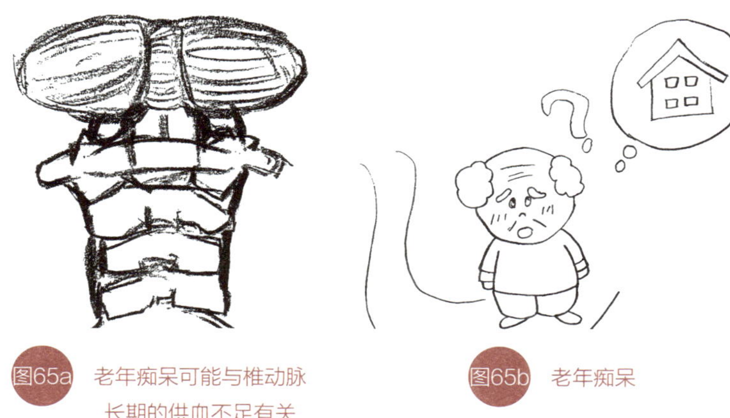

图65a 老年痴呆可能与椎动脉长期的供血不足有关

图65b 老年痴呆

（杨宗胜、陈世忠）

66. 为什么久视伤血?

答：目受血而能视，现代人长时间地低头玩手机、上网、看书学习，第一是伤眼睛非常容易疲劳，导致视物不清；第二是长时间久坐导致颈椎旋转甚至曲度改变影响椎动脉对眼底的供血，供血不足导致上述症状更加严重；第三是影响和心脏有关的交感神经，出现心慌心悸、头晕眼花、易忘事、什么事都提不起兴趣等症状，此谓之“心劳”。由于心肾相交，水火相济，长时间的心劳容易耗伤肾水，肾水干枯不能濡养耳朵而出现耳鸣、耳聋症状，不能濡养头发而出现头发干枯。所以低头用眼一段时间后，适合闭目5分钟，给身体里气血的化生一点时间，以重新灌溉疲劳的眼睛，俗话说“闭目可养神养血”，也适合经常扩胸，拉伸一下颈部的肌肉韧带，可以很好地保护我们的颈椎和眼睛。

（杨宗胜、陈世忠）

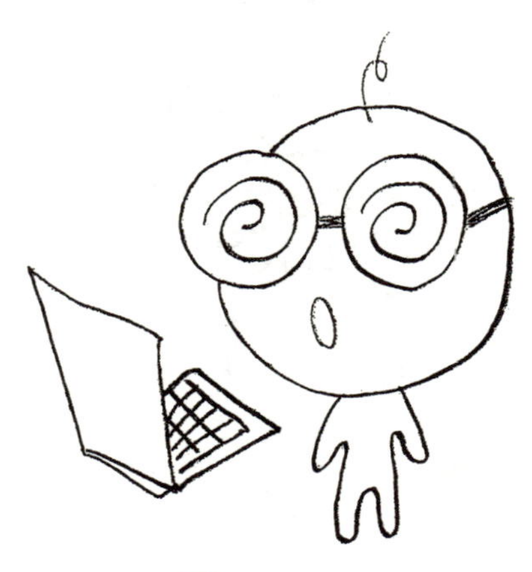

图66 久视伤血

67. 为什么久卧伤气？

答：流水不腐，户枢不蠹，动也；形气亦然，形不动则精不流，精不流则气郁（《吕氏春秋·尽数》）。不知道大家有没有这个体会，偶尔周末在家睡午觉时间长了起来后反而感觉全身软绵绵的，打不起精神。人类身体的一个重要特点就是“用进废退”，躺久了，第一就是阳气容易运行不畅损伤阳气，第二是长时间的久卧全身肌肉松弛，整个脊柱的重力线改变伤及颈胸枢纽，伤我们的肺阳，容易出现精神不振、身倦乏力、易感冒、咳喘、胸闷、咳血、形体消瘦等“肺痨”的症状。林黛玉就是一个典型的肺痨患者。实际上中医关于睡觉有个讲究，就是睡“子午觉”对人最好，子觉就是23点至凌晨1点，这个时候是子时，是一天中阴气最盛的时候，这个时候进入深睡眠可以养阴，午觉就是11点至13点，这个时候是午时，是一天中阳气最盛的时候，这个时候睡20分钟，可以很好地补充阳气（即养阳）。生命在于动静结合，所以白天阳气比较盛时候我们适合外

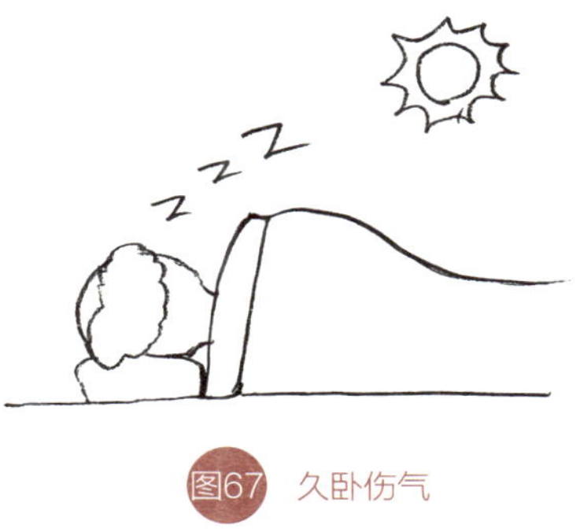

图67 久卧伤气

出工作，晚上超过 10 点半我们就应该休息睡觉了（图 67）。

（杨宗胜、陈世忠）

68. 为什么久坐伤肉？

答：现代人久坐的生活习惯会带来一系列疾病，所谓久坐伤肉，这个肉第一指肌肉韧带的慢性劳损，第二久坐伤的是脊柱，伤的是胸腰枢纽即脾俞（脾阳）、肾俞（肾阳），影响脾的运化功能。因为脾主肌肉，主运化。久坐脾的运转气血功能、消化功能下降，这种患者最典型的特点就是懒得说话，一副少气懒言的样子，总觉得站起不如坐起，坐起不如睡起。脾阳不足则会出现手足冰凉、消化不良、呕吐腹泻等“脾劳”之症。所以久坐不但伤肉，还伤脾、伤肾、伤腰、伤阳。生活中的很多糖尿病患者都是长期久坐的人群，糖尿病实际上也属“脾劳”之症。所以，久坐的人群适合坐 1 小时左右起来做一会儿脊柱保健操，也适合散一会儿步，以拉伸脊柱，活血通络，振奋脾阳、肾阳，增加脾的运化功能（图 68）。

（杨宗胜、陈世忠）

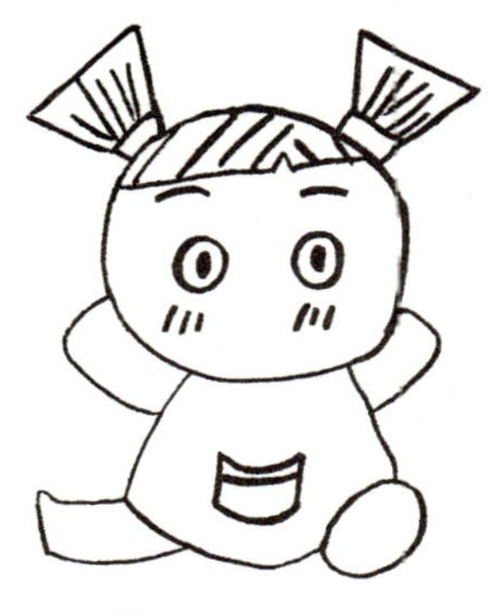

图68 久坐伤肉

69. 为什么久站伤骨?

答：长时间的久站，第一是容易伤及人体脊柱、腿这些承重的骨骼，第二伤的是我们脊柱的中轴线，特别是腰椎和骨盆，“腰为肾之府”，而肾主骨，所以久站容易伤耗肾精出现“肾劳”，出现腰膝酸软，夜尿频多，小腹坠胀，男性易出现阳痿早泄，女性易出现月经不调、性冷淡等临床症状（图 69）。平时第一是要注意站姿，“站如松”，站立时头、背、臀、足跟要处于一条直线上，含胸拔背，双肩自然下垂，腹部微微内收，双腿自然分开，使重力线到达双脚的脚跟，保护我们的中轴线。第二是避免久站，应站、坐、走轮流进行以减轻肾精的耗散。平时适合服用五加皮汤，龟龄集以固本培元，补肾益气。

（杨宗胜、陈世忠）

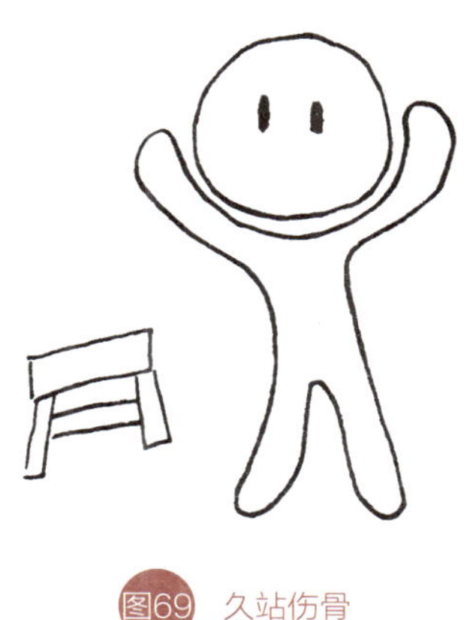

图69 久站伤骨

70. 为什么久行伤筋?

答：最近几年流行“暴走一族”，微信朋友圈中大家晒步数，争第一，殊不知锻炼身体也要讲科学，特别是中老年朋友的锻炼在于科学合理运动。许多暴走一族的朋友走了几个月后，各种运动损伤来了，例如“骨挫伤”“滑膜炎”“运动膝”“运动髋”，这些损伤非常麻烦，经久不愈（图70）。走久了，第一容易伤人体的肌腱、筋膜，中医讲肝主筋，伤筋即伤肝气，一旦肝气耗散过度即可致“肝劳”之症，出现面黑口苦、头晕眼花、眼干眼盲、精神不能内守等临床症状。第二，容易损伤“脊柱—腰椎—骨盆—膝”四维一体的力线，力线改变，各种运动损伤就随之而来。所以行走应适度，宜走走停停，久行后一旦出现筋酸的症状，说明肝的精气已经供应不上了，力线紊乱了，应坐下休息一会儿，或从上到下拍打拉伸大小腿肌肉，以活血通络、养肝气，恢复力线。

生命在于运动是一个永恒的话题，我们的观点是：生命在于科学的运动，生命在于动静结合，锻炼在于量力而行、持之以恒和循序渐进。

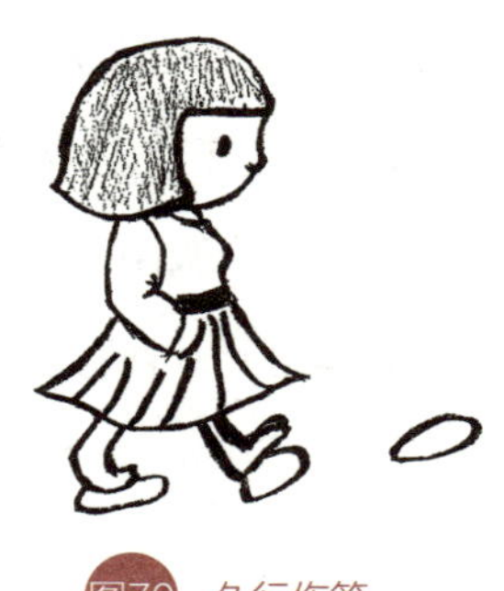

图70 久行伤筋

（杨宗胜、陈世忠）